DIETA SIRT

Il Manuale più Completo per Perdere Peso con la Dieta del Gene Magro + 35 Deliziose Ricette Sirt Incluse

BARBARA PELLEGRINI

DISCLAIMER

Questo manuale ha lo scopo di fornire al lettore un quadro espositivo completo dell'argomento oggetto dello stesso, la Dieta Sirt. Le informazioni in esso contenute sono verificate secondo studi scientifici, tuttavia l'autore non è responsabile di come il lettore applichi le informazioni acquisite.

Per qualsiasi dubbio il lettore può rivolgersi ad un biologo nutrizionista e valutare se il regime Sirt può soddisfare le sue esigenze.

SOMMARIO

PREMESSA

Caro lettore o cara lettrice, quello che hai tra le mani non è il solito manuale che ti promette di perdere peso in poco tempo, ma è molto di più: leggendo ed applicando i consigli ed il regime alimentare che sta alla base della Dieta Sirt, protagonista di questo manuale, ti ritroverai in forma, perdendo peso in poco tempo, quasi senza rinunce e con un sorriso in più.

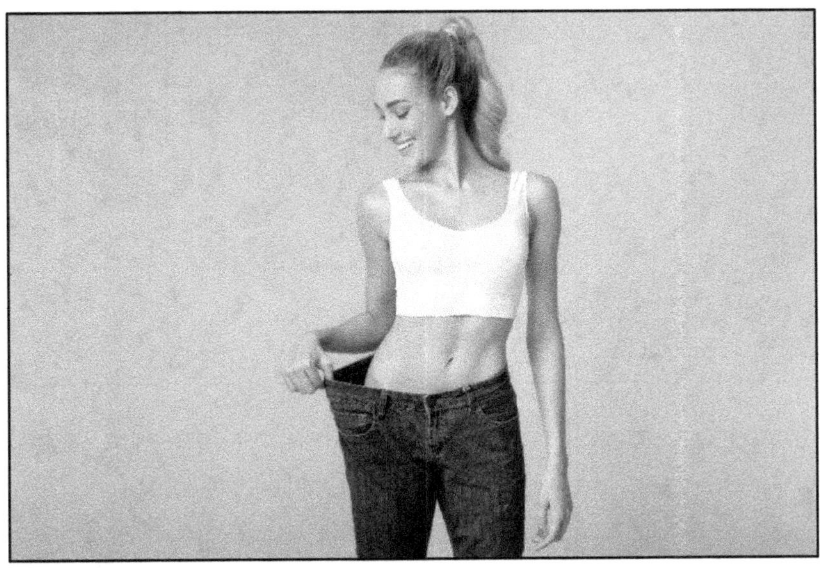

Ti avverto, non si tratta di una magia, il percorso che faremo sarà lungo perché voglio fornirti tutte le informazioni necessarie affinché tu ottenga dei risultati, conoscendo le proprietà di ciò che mangi e del motivo per cui quel determinato cibo funziona.

Scoprirai che durante la Dieta Sirt potrai persino mangiare il cioccolato, l'olio di oliva, il grano saraceno, le noci e tanti altri *superfood*.

La Dieta Sirt è nata grazie alla ricerca di due nutrizionisti inglesi: Aidan Goggins e Glen Matten, e sfrutta il cosiddetto "gene magro", che entra in scena ogni qualvolta ci ritroviamo a dover stare a digiuno.

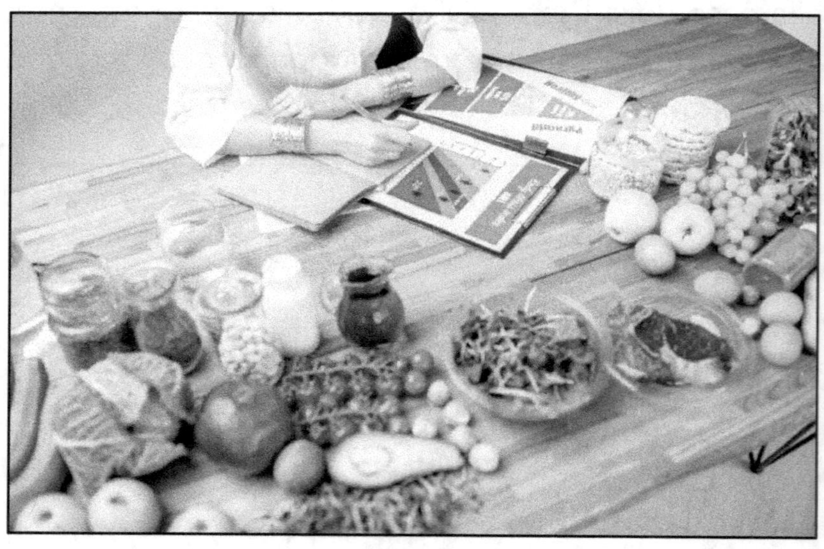

È mio dovere dirti che, così come avviene per ogni altra dieta, prima di iniziare la Dieta Sirt bisogna appurare di non avere particolari patologie. Anche se questo regime alimentare non ha particolari controindicazioni, è necessario prestare molta attenzione alla fase di mantenimento dopo i primi 7 giorni, momento in cui si ha la maggior perdita di peso. Buona lettura e buon appetito!

LA DIETA SIRT E LE SIRTUINE

È una dieta che trae beneficio dall'attivazione controllata delle Sirtuine, delle speciali proteine presenti nell'organismo umano che, se attivate, possono svolgere una particolare attività enzimatica in grado di regolare le funzioni metaboliche del nostro organismo.

La Dieta Sirt deve il suo nome alla molecola, presente in molti alimenti vegetali molto spesso di uso comune sulle nostre tavole, che ha la funzione di attivare le Sirtuine.

Le molecole che attivano le Sirtuine aiutano l'organismo a prevenire alcune infiammazioni, l'invecchiamento cellulare, e i processi metabolici nocivi.

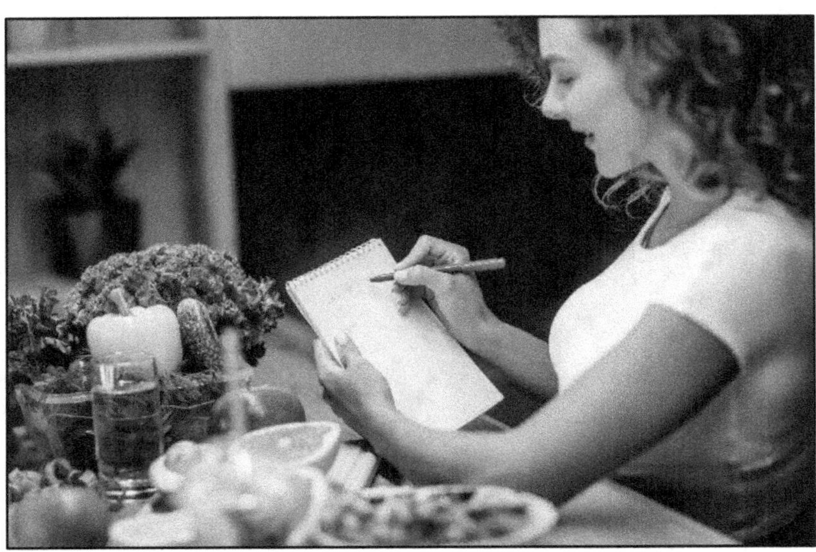

È inoltre scientificamente provato che le Sirtuine sono capaci di stimolare le azioni di dimagrimento, soprattutto quando consumiamo alimenti dolci o elaborati che tendono a modificare la quantità di insulina: queste modifiche provocano, a lungo andare, infiammazioni più o meno degenerative a livello di organi e tessuti, con la conseguente creazione della tossicità che è alla base dei processi di degenerazione cellulare.

Le Sirtuine lavorano proprio sul meccanismo che si attiva mentre consumiamo cibi dolci o carboidrati, riparando le cellule danneggiate—anche in una fase di digiuno. Si può dire dunque che siano una sorta di "sentinelle" che si attivano in caso di infiammazioni dovute all'insulina o ai radicali liberi (che sono alla base dell'invecchiamento cellulare) che si sprigionano in casi di forte stress.

COS'È IL GENE MAGRO?

"Gene magro" è un altro nome per le Sirtuine. Ne esistono 7, e sono stati scoperti nel 1984. A seconda della funzione a loro deputata si attivano in determinate condizioni, per favorire la rigenerazione cellulare, combattere l'invecchiamento e aumentare la durata della vita.

I geni Sirt-1, Sirt-3 e Sirt-4 sono legati ai processi metabolici. Sirt-4 è il gene collegato strettamente all'insulina. Sirt-2, Sirt-6 e Sirt-7 sono invece i geni deputati alla riparazione cellulare.

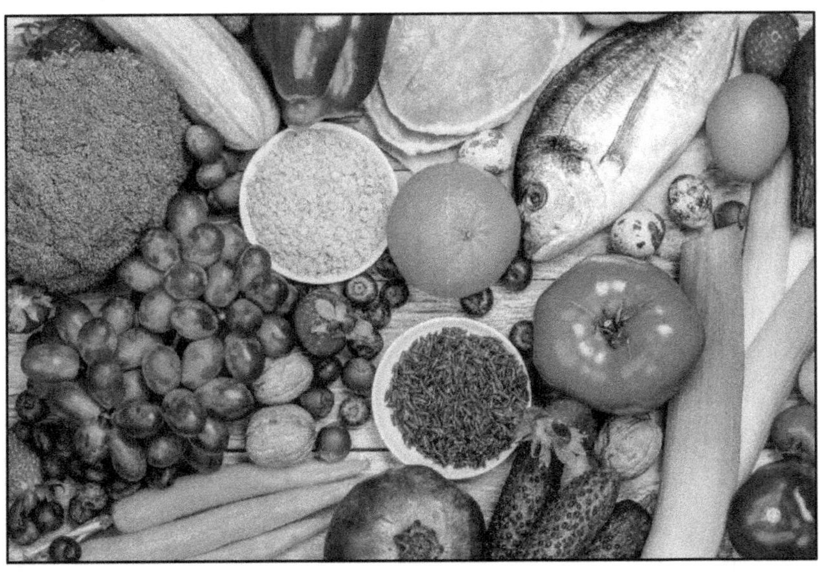

L'attivazione combinata di questi geni attraverso il regime alimentare qui proposto permette di perdere peso già a partire dai primi sette giorni, in modo naturale, restando in salute ed in forma.

Ricapitolando:

- I geni Sirt diventano operativi in caso di pericolo o digiuno;

- I geni Sirt si attivano mangiando "alimenti Sirt" in grado di attivarli.

Sono anche responsabili della regolazione del ritmo circadiano, quello che regola l'alternanza sonno-veglia. Il buon sonno è importante per una serie di processi vitali, tra i quali il metabolismo ed il controllo della glicemia.

La Dieta Sirt è quindi detta anche la "Dieta del Gene Magro", che attraverso un'alimentazione controllata migliora le funzioni dell'intero organismo.

I SEGRETI DELLE ZONE BLU

Hai mai fatto caso che, sparse nel mondo, ci sono alcune zone nelle quali la popolazione è più longeva? In molto casi gli anziani superano i 100 anni, e non soffrono di gravi patologie come tumore, diabete o Alzheimer.

Queste aree geografiche sono dette "zone blu", e sono state definite tali perché i ricercatori Gianni Pes e Michel Poulain, che le hanno studiate nel corso degli anni, usavano cerchiare di blu le aree che le identificavano. L'educatore e autore Dan Buettner ha poi approfondito le ricerche di Pes e Poulain arricchendole di informazioni legate soprattutto alle abitudini di vita ed agli alimenti.

Esistono cinque zone blu, così localizzate:

- **Penisola di Nicoya, Costa Rica**. Gli abitanti di questa località mangiano ciò che offre la terra, soprattutto fagioli e mais, ed hanno un preciso obiettivo di vita;

- **Okinawa, Giappone**. In questa zona sono le donne a vivere più a lungo: si dedicano alla meditazione e mangiano pietanze a base di soia ed ortaggi;

- **Icaria, Grecia**. Gli abitanti di quest'isola fanno una dieta ricca di vino, olio d'oliva ed ortaggi tipici anche del Sud Italia, tipici della dieta mediterranea;

- **Ogliastra, Sardegna**. In questa zona la popolazione sembra essere molto longeva ed in salute, grazie alla presenza dei monti che rendono l'aria migliore, ed al consumo di molti ortaggi e vino;

- **Loma Linda, California**. Qui vive una comunità di persone che seguono le regole di un movimento religioso chiamato "Gli avventisti del settimo giorno". Gli abitanti di Loma Linda sono vegetariani.

Alcune cose accomunano le zone blu e determinano la loro stretta correlazione alla Dieta Sirt: gli abitanti cercano di vivere in modo sano e salutare, hanno rapporti cordiali con la comunità e, cosa fondamentale, hanno un regime alimentare ricco quasi totalmente di vegetali e buon vino. Il consumo di carne nelle zone blu è assai limitato.

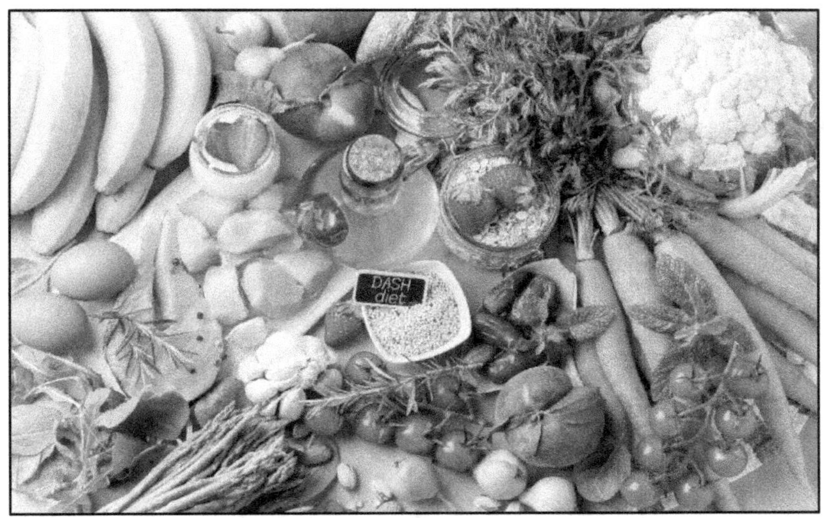

Entrando più nel dettaglio nelle zone blu, prevale il consumo di:

- Legumi: piselli, ceci, lenticchie, assai ricchi di fibre e proteine. Studi su questi alimenti hanno più volte evidenziato che il loro consumo riduce la mortalità;

- Cereali integrali: grano saraceno, farro, orzo, alimenti ricchi di fibre, in grado di far abbassare la pressione sanguigna ed il rischio di malattie cardio vascolari;

- Noci: alimento ricco di fibre, proteine e grassi che, con una dieta sana, riducono il rischio di mortalità;

- Verdure: alimenti apprezzati in tutto il mondo perché ricchi di vitamine, sali minerali, fibre, il cui consumo regolare può far vivere più sani e più a lungo;

- Frutta: non manca mai in nessun luogo, per il suo apporto di vitamine e zuccheri sani;

- Pesce: le zone blu ne sono quasi tutte ricche. È risaputo che il pesce è ricco di omega 3, che protegge il cuore ed il cervello.

Ci sono poi altre considerazioni interessanti da fare: pare che gli abitanti delle suddette località consumino i pasti senza mai saziarsi completamente, riducendo l'apporto di calorie. Sembra inoltre che si assicurino di mangiare lentamente e di osservare—solo in alcuni giorni—il digiuno, che se controllato attiva le funzionalità del gene magro. Col tempo è stato dimostrato come il digiuno sia in grado di riportare equilibrio nell'organismo riducendo la pressione sanguigna, abbassando il colesterolo e, nel lungo periodo, riducendo anche la massa corporea.

La Dieta Sirt consente di ottenere gli stessi benefici del digiuno, ma senza rinunce.

LE BASI SCIENTIFICHE

Cosa dice la scienza sulla Dieta Sirt? È stata creata dai ricercatori Gianni Pes e Michel Poulain, ed è basata sullo studio delle proprietà dei geni Sirt.

L'attenzione degli scienziati, nel corso del tempo, si è focalizzata sullo studio di alcuni alimenti capaci di attivare i geni Sirt. Questi studi non solo hanno dimostrato che davvero alcuni alimenti riescono ad attivare le proteine Sirt, ma il consumo di essi fa perdere peso e vivere meglio senza attraversare fasi di digiuno.

In particolare, hanno studiato un elemento presente nel vino rosso, il fenolo resveratrolo, che pare sia un attivatore della sirtuina. Lo stesso vale per alcune sostanze presenti nel lievito, nei capperi, nel prezzemolo, nel peperoncino, nelle cipolle rosse, nelle fragole, nel cavolo, nel tè verde e nel caffè, solo per citare alcuni alimenti.

Studiando le proprietà di questi alimenti in associazione con la messa in moto del gene magro, è stata in qualche modo confermata in maniera scientifica la validità della Dieta Sirt.

La Dieta Sirt è stata sperimentata dai suoi creatori in un centro fitness nel quartiere Chelsea a Londra. L'esperimento è stato svolto su un campione di 39 persone ambosessi, due di esse obese, quindici in sovrappeso, ventuno normali. Quasi tutte svolgevano regolarmente anche attività fisica e non avevano particolari patologie.

L'esperimento è durato sette giorni, durante i quali i partecipanti hanno assunto solo cibi Sirt. Per i primi tre giorni hanno fornito al proprio organismo solo 1000 calorie, per i restanti quattro 1500 calorie. Questa riduzione, in apparenza drastica, delle calorie giornaliere, combinata con l'assunzione di determinati alimenti, ha dimostrato l'attivazione immediata del gene magro, che ha inizialmente "ripulito" l'organismo e ha poi fatto perdere peso.

I risultati del test sono stati assai positivi: ogni partecipante ha perso in media 3.2 Kg, senza fare tutto sommato grossi sacrifici. I partecipanti non hanno perso massa muscolare, cosa molto importante, e tutti hanno percepito di sentirsi più in forma, di non sentire fame nonostante le poche calorie assunte, e di sentirsi più in forma e quindi più sereni.

IL FUNZIONAMENTO DELLA DIETA SIRT

La Dieta Sirt funziona perché è mirata all'attivazione del gene magro, che quando percepisce una condizione di digiuno per l'organismo inizia a lavorare riparando le cellule danneggiate, attingendo la sua energia dalle riserve di grasso senza toccare i muscoli.

Di solito quando si segue un regime alimentare ristretto si perdono sia grasso che muscoli, in quanto l'organismo entra in uno stato di allerta e recupera energia e proteine anche dai muscoli.

La Dieta Sirt però è costruita apposta per risvegliare le Sirtuine, e soprattutto il gene Sirt-1, che si convince che l'organismo sia in una fase di sopravvivenza e va a prendere l'energia necessaria dalla massa grassa senza incidere sulla massa muscolare: questo avviene in quanto i muscoli sono circondati da cellule satelliti, che si attivano durante l'attività fisica o in situazioni di stress, e fanno in modo di proteggere, rigenerare e far crescere i muscoli, prevenendo l'attività dei geni Sirt su di essi.

Può accadere di perdere ugualmente il tono muscolare, pur con i geni Sirt e le cellule satelliti al lavoro. I muscoli sono dotati di due tipi di fibre, che per facilità identificheremo come fibra 1 e fibra 2: la fibra 1 entra in azione quando effettuiamo una sollecitazione continua e costante a bassa intensità; la fibra 2 viene stimolata invece durante sforzi di durata breve ed intensa. Ne consegue che i geni Sirt si attivano maggiormente a supporto della fibra 1, inevitabilmente sacrificando la fibra 2. Con l'introduzione degli alimenti Sirt, detti anche *superfood*, è possibile bilanciare l'attivazione delle Sirtuine in modo che avvenga in entrambe le fibre muscolari.

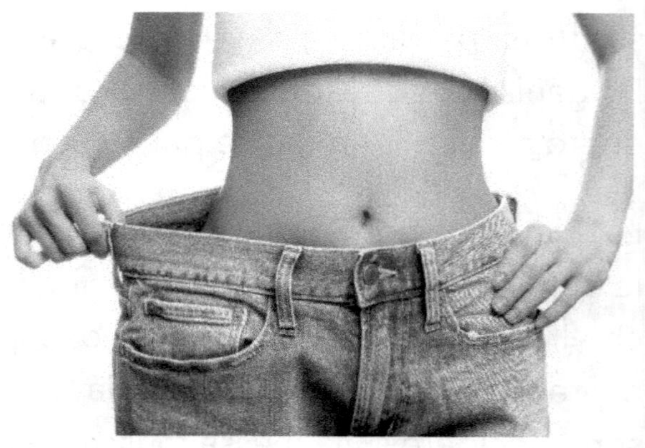

Una testimonial d'eccezione a favore della Dieta Sirt è la famosa cantante Adele. È stato reso noto che la cantante ha perso nel lungo periodo (circa 12 mesi) ben 30 kg, affermando di sentirsi in forma, senza aver dovuto fare particolari rinunce. A favore della Dieta Sirt ci sono anche atleti e modelle, ed un famoso nutrizionista esperto italiano, Nicola Sorrentino.

DIETA SIRT E GRASSI

È doveroso, per approfondire le potenzialità di successo della Dieta Sirt, dedicare un capitolo ai grassi.

La prima cosa importante da sapere è che l'organismo umano ha due tipi di grassi, o meglio, **due tipi di tessuti adiposi**: il tessuto adiposo bianco (grasso bianco) ed il tessuto adiposo bruno (grasso bruno).

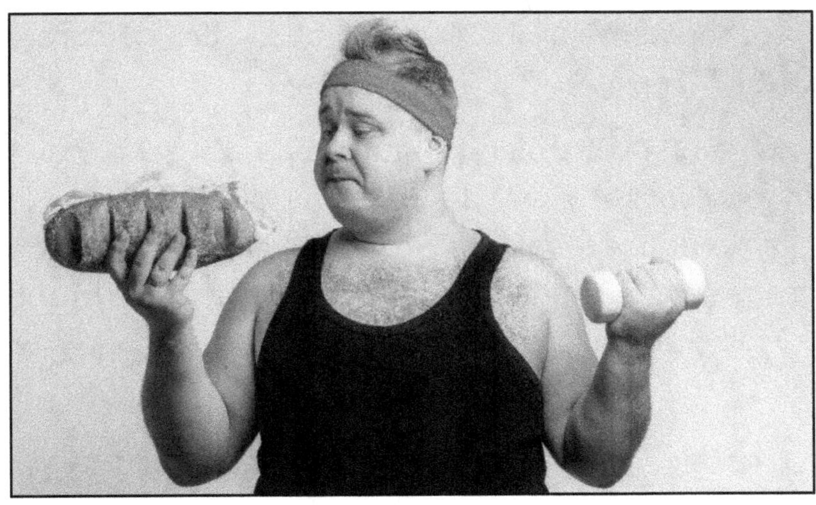

Il **grasso bianco** è il grasso che si accumula e si espande immagazzinando le scorte di grasso–le famose riserve energetiche. Determina l'aumento di peso ed i tanto temuti "rotolini". Questo tessuto adiposo secerne sostanze che servono a preservarlo e quindi risulta difficile da eliminare.

Il **grasso bruno** si può considerare benefico: la sua funzione è quella di bruciare energia, ad esempio per tenere il nostro organismo al caldo. Chi ha maggiore tessuto adiposo bruno è più magro, si mantiene in forma più facilmente e perde peso in maniera più rapida.

Un altro importante aspetto legato ai grassi e alle Sirtuine è quello di migliorare la sensibilità all'insulina, soprattutto nelle persone in sovrappeso. Chi è tendenzialmente più grasso tende a sviluppare una maggiore resistenza all'insulina, con quello che ne consegue.

Ancora una volta quindi l'attivazione del gene Sirt -1 (in particolare) si rende utilissima all'organismo, in quanto riduce la resistenza all'insulina, ed è in grado di accelerare il metabolismo grazie al fatto che brucia i grassi e stimola gli ormoni tiroidei.

DIETA SIRT ED ESERCIZIO FISICO

È giunto il momento di affrontare un argomento strettamente legato alla buona riuscita della Dieta Sirt, ma al contempo alla riuscita di ogni altra forma di dieta: l'esercizio fisico!

Nessuna dieta potrà mai portare i risultati sperati se alla stessa non si associa la buona abitudine di svolgere regolarmente attività fisica.

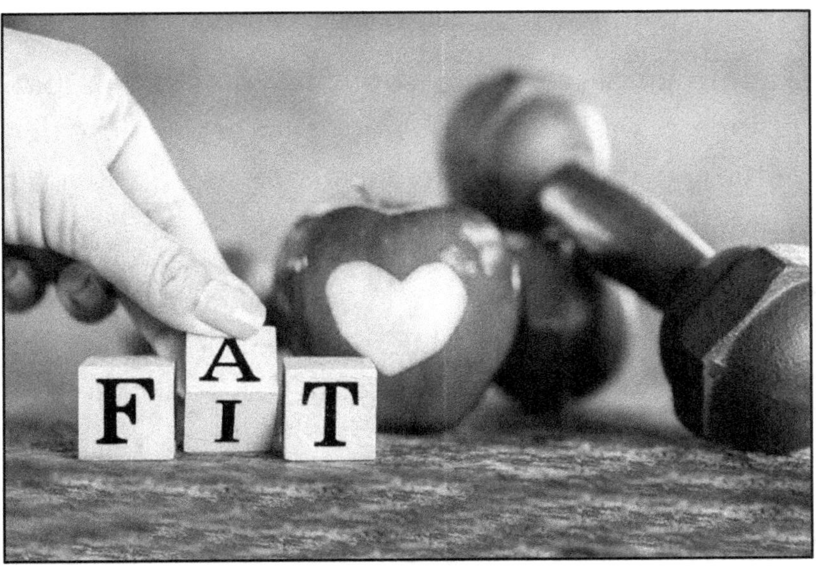

Comprovati studi scientifici dimostrano come un quotidiano esercizio fisico ed una alimentazione sana, fatta di cibi freschi e di stagione, tenendo conto di una corretta restrizione calorica:

- mantengano lontano lo stress e quindi la formazione di dannosi radicali liberi;

- migliorino l'umore ed il generale benessere fisico;

- tengano lontana l'insorgenza di alcune patologie che potrebbero diventare croniche;

- rallentino l'invecchiamento fisiologico;

- tengano sotto controllo lo stress ossidativo cellulare.

Durante un allenamento vengono aumentati la produzione di ossigeno e il battito cardiaco, i muscoli si mettono in moto. Durante questi processi ha un ruolo chiave l'attivazione delle Sirtuine.

In particolare, l'attivazione del gene Sirt-3–che si trova nei mitocondri delle cellule umane–porta ad un aumento del metabolismo energetico di ogni cellula, riducendo la generazione dei radicali liberi responsabili del decadimento cellulare e dell'invecchiamento precoce dei tessuti.

COSA MANGIARE CON LA DIETA SIRT

Prima di approfondire cosa mangiare con la Dieta Sirt è opportuno che tu sappia che questa Dieta può essere fatta in più periodi durante il corso dell'anno, e si configura in due fasi principali:

- La prima fase è quella più "dura". Durante i primi tre giorni non è consentito superare le 1000 calorie giornaliere, e i pasti principali prevedono cibi Sirt liquidi e solidi. Il quarto, quinto, sesto e settimo giorno le calorie da assumere salgono a 1500, e i pasti solidi diventano due al giorno;

- La seconda fase è definita "di mantenimento" e dura all'incirca quattordici giorni. Si tratta della fase più delicata, ricchissima di cibi Sirt che favoriscono il buon consolidamento dei risultati raggiunti durante la fase uno. Durante la fase due sarà possibile assumere tre pasti al giorno e il "succo verde Sirt".

Detto ciò, andiamo alla scoperta di alimenti che già sicuramente ti saranno noti, ma che d'ora in avanti guarderai e gusterai in maniera diversa.

- Vino rosso: contiene Resveratrolo e piceatannolo;

- Olio extravergine di oliva: contiene Oleuropeina ed idrossitirosolo;

- Peperoncino: ricco di Luteolina e miricetina;

- Cacao: contiene Epicatechina;

- Sedano: è ricco di Apigenina e luteolina;

- Caffè: contiene Acido caffeico ed acido clorogenico;

- Grano saraceno: contiene Rutina;

- Capperi: sono ricchi di Kaempferolo e quercitina;

- Tè verde: contiene Epigallocatechina;

- Cavolo riccio: contiene Kaempferolo e quercitina;

- Radicchio rosso: ricco di Luteolina;

- Cipolla rossa: ricca di Quercitina;

- Prezzemolo: contiene Apigenina e miricetina;

- Datteri: ricchi di Acido gallico e acido caffeico;

- Rucola: ricca di Quercitina e kaempferolo;

- Fragole: ricche di Fisetina;

- Curcuma: ricca di Curcumina;

- Soia: contiene Daidzeina e formononetina;

- Noci: contengono Acido gallico.

Gli elementi indicati accanto ad ogni alimento sopraelencato sono gli attivatori delle Sirtuine. Sono principalmente polifenoli, e inducono i geni Sirt a pensare che l'organismo sia sottoposto ad uno stress o sia in fase di digiuno, facendoli trarre energia dai grassi.

È chiaro che il fatto di potersi concedere determinati cibi durante la Dieta Sirt non significa che è possibile mangiare cibi fritti o ipercalorici, che chiaramente vanificherebbero ogni sforzo.

Durante la Dieta Sirt potrai mangiare frutta e verdura, cruda e cotta, pesce, pollo, uova, pane. La Dieta Sirt può essere adottata anche da chi segue un regime alimentare vegano o vegetariano, e soprattutto da chi soffre di diabete.

I CIBI SIRT NEL DETTAGLIO

Gli alimenti che compongono la Dieta Sirt sono detti anche superfood o cibi Sirt, per ricordare che la loro funzione principale, se assunti in buona quantità, è quella di attivare il gene magro. Vediamo di seguito alcune caratteristiche di alcuni cibi Sirt:

Vino rosso

Si dice "vino fa buon sangue", ed è consigliato berne un bicchiere al giorno, durante uno dei pasti principali. Il vino rosso contiene resveratrolo e piceatannolo, due attivatori del gene magro con proprietà antiossidanti. Il miglior vino Sirt è il Pinot nero.

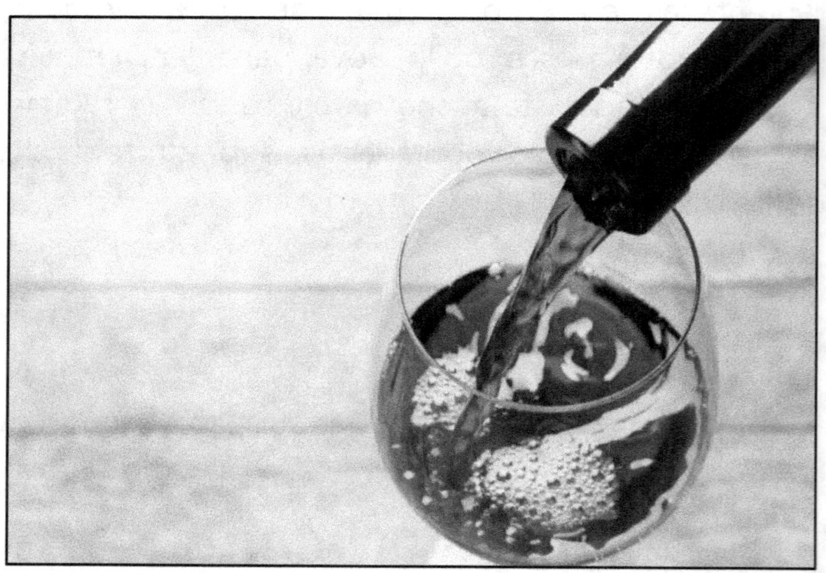

Olio extravergine d'oliva

Quest'alimento è il condimento per eccellenza nella dieta mediterranea. Grazie alla Oleuropeina ed all'idrossitirosolo è un altro cibo Sirt, presenza fissa in molte ricette. Ippocrate, padre della medicina, ne sottolineava i molteplici benefici per tutto l'organismo già duemila anni fa. Assicurati di acquistare l'olio extravergine, perché è quello della prima spremitura delle olive e mantiene tutte le caratteristiche migliori. Conservalo sempre in contenitori scuri, in luoghi al buio, per evitare che si ossidi.

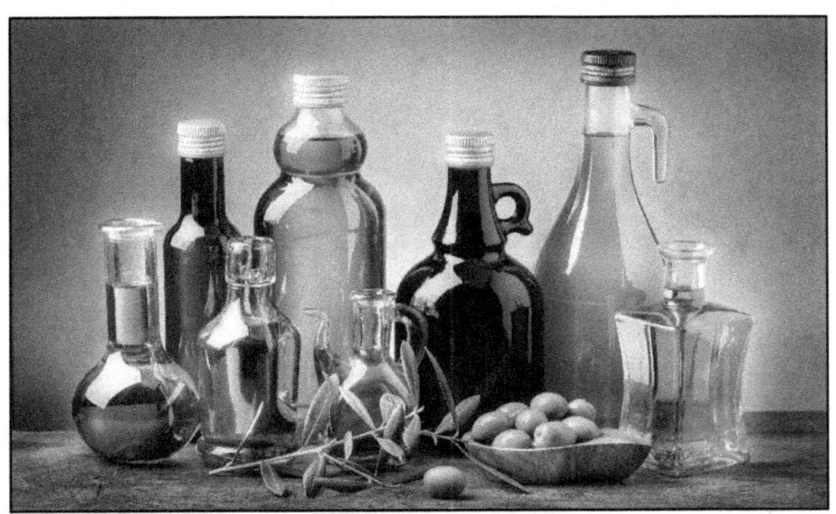

Peperoncino

Luteolina e miricetina sono i componenti che attivano le sirtuine quando si mangia il peperoncino. Il peperoncino è capace di accendere il metabolismo, migliorare la circolazione e l'ossigenazione del sangue, e proteggere i capillari. Il peperoncino è anche un antinfiammatorio naturale, ottimo da usare in caso di tosse o raucedine, ed è un alimento ricco di vitamina C. Studi recenti hanno dimostrato che il peperoncino può fungere da antistaminico, e in futuro potrebbe essere usato per la cura delle allergie.

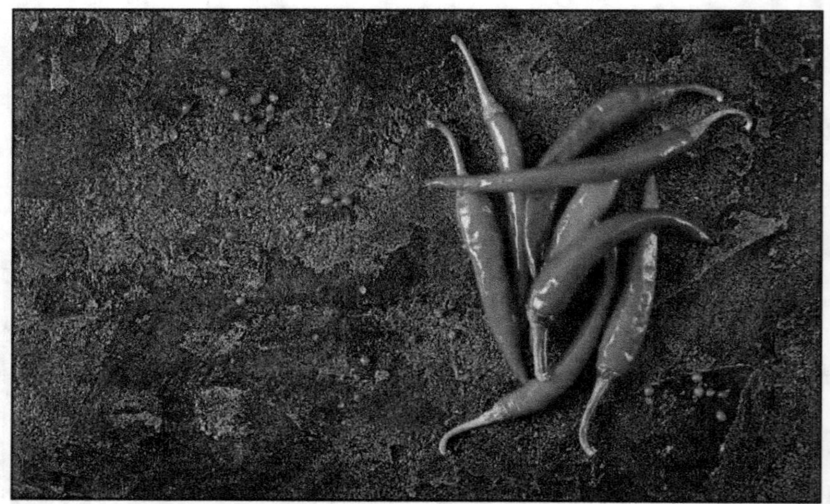

Cacao

Il cacao sotto forma di cioccolata è un antidepressivo naturale, alimento ricco di caffeina, antiossidanti, proteine, preziose vitamine del gruppo B ed anche di sali minerali. Meglio mangiare il cioccolato amaro/fondente. Attenzione ad eventuali allergie.

Sedano

Oltre ad essere un cibo Sirt, è un alimento che contiene magnesio, potassio, fosforo, calcio, vitamina C e vitamina K. La Luteina contenuta all'interno del sedano è un antiossidante utilissimo per il cervello, ed essendo composto per buona parte di acqua è un alimento depurativo e diuretico.

Caffè

Il caffè è un altro Superfood dalle origini molto antiche, e ancora oggi è studiato per via della sua particolare composizione. La componente principale è la caffeina, sostanza che agisce sul sistema nervoso e su quello cardiovascolare. Il caffè contiene alcuni antiossidanti. L'assunzione del caffè non è consigliata ai soggetti che hanno patologie quali gastrite o ulcera. Consumare caffè durante la Dieta Sirt ha un effetto benefico sul mantenimento del peso corporeo.

Grano saraceno

Il grano saraceno è un cibo Sirt ricchissimo di minerali come ferro, rame, magnesio, manganese, fosforo. Il grano saraceno è privo di glutine e di conseguenza la sua farina può essere utilizzata anche dai celiaci.

Capperi

Grazie alla loro conservazione sotto sale o sotto aceto in pratici vasetti, i capperi sono reperibili tutto l'anno. Sono un alimento ricco di vitamine e minerali, svolgono un'azione antiossidante, e hanno potenti qualità antinfiammatorie e antitrombotiche, e possono ridurre il colesterolo.

Tè verde

il tè verde ha delle ottime proprietà antiossidanti, è una bevanda ricca di calcio, polifenoli, e potassio. Il processo di lavorazione del tè verde è molto breve e questo ne conserva intatte le qualità. I consumo regolare del Tè verde consente di prevenire l'invecchiamento, ridurre lo stress fisico e psicologico, stimola la concentrazione e la memoria, fortifica il sistema immunitario ed aiuta la digestione, ed è un disintossicante naturale.

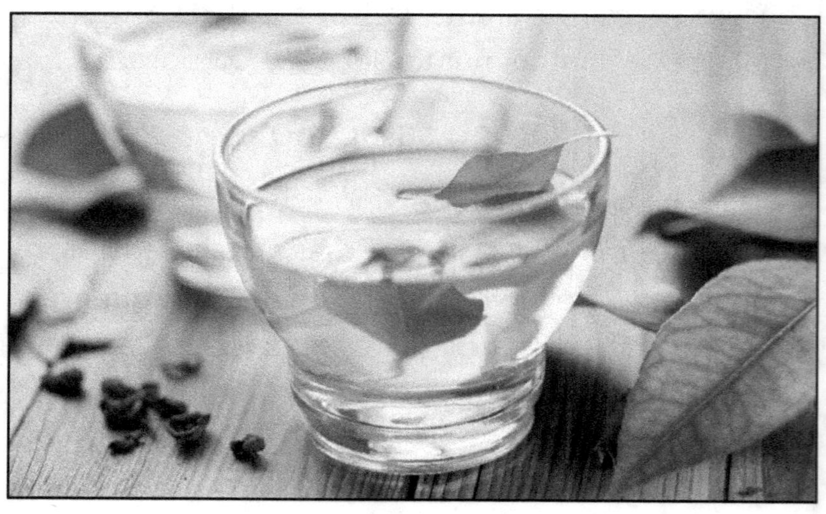

Cavolo riccio/Kale

Il cavolo riccio è un Superfood arrivato sulle nostre tavole in epoche recenti. È quello dalla colorazione verde accesa, l'aspetto richiama una chioma riccia. Si tratta di un alimento ricco di antiossidanti, vitamine C e K, rame, fibre, calcio e potassio.

Ha comprovate qualità antitumorali ed antinfiammatorie. Il suo consumo è utile per combattere i radicali liberi e proteggere le vie urinarie.

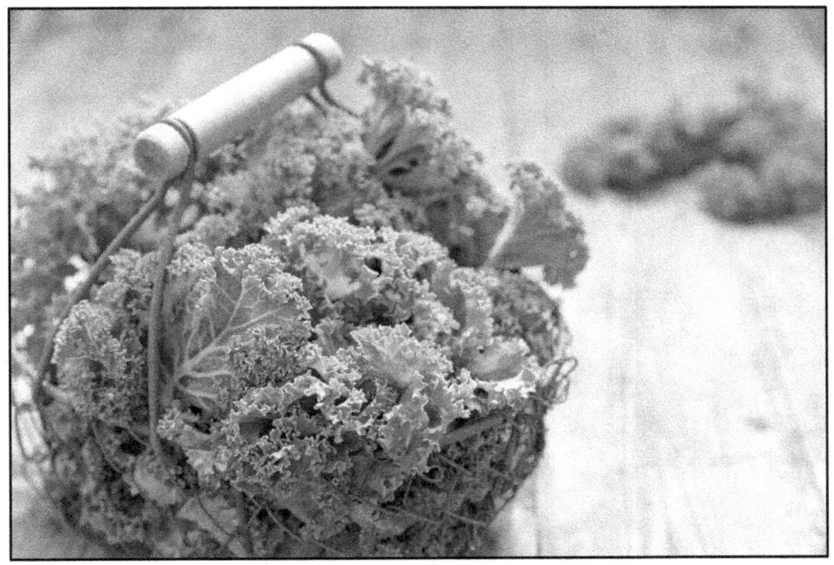

Radicchio rosso

È un altro ortaggio ricchissimo di antiossidanti, vitamine e minerali. Si tratta di un alimento depurativo, utile per chi soffre di stitichezza o difficoltà digestive e chi soffre di insonnia, ha un bassissimo contenuto calorico. Trattiene gli zuccheri presenti nel sangue, e di conseguenza può essere mangiato anche da chi soffre di diabete.

Cipolla rossa

Le cipolle rosse hanno proprietà antibiotiche, depurative ed espettoranti. Sono un alimento ricco di zolfo, calcio, ferro, potassio, manganese, vitamine A, B e C. Studi recenti le utilizzano anche in cosmetica, come purificanti della pelle.

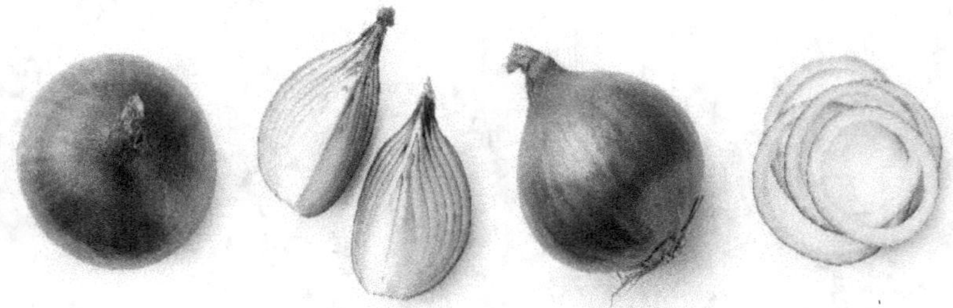

Prezzemolo

Sarebbe preferibile consumarlo crudo. Come gli altri cibi Sirt è ricco di minerali e di vitamina C. Non ha particolari controindicazioni di utilizzo, ma bisogna fare attenzione a consumarlo durante la gravidanza, in grandi quantità e crudo, in quanto ha delle proprietà in grado di rilassare i muscoli e potrebbe indurre all'aborto. Attenzione anche durante l'allattamento: meglio non applicare sul seno composti a base di prezzemolo. Fatte salve queste due eccezioni, il prezzemolo è un alimento diuretico ricco di calcio e potassio.

Datteri

I datteri sono consigliati agli sportivi per il loro elevato apporto di energia. Sono un alimento ricco di fosforo e sali minerali, e sarebbe preferibile consumarli durante tutto l'anno sia freschi che secchi. Non sono molto indicati per i soggetti diabetici, in quanto ricchi di zuccheri. Il loro consumo è adatto anche in caso di problemi respiratori in quanto la loro azione antinfiammatoria agisce proprio su di essi.

Rucola

La rucola è un superfood ricco di acqua, proteine e carboidrati, il suo consumo regolare è utile per il benessere di unghie ed ossa data l'elevata presenza di calcio, e per il benessere dell'apparato circolatorio. Contiene sia Vitamina C che ferro, e questa combinazione è molto utile al sangue per favorire l'assorbimento del ferro. Anche la rucola è ricca di antiossidanti. Ha inoltre proprietà carminative, e risulta utile come alimento diuretico. Ha dei benefici per lo stomaco, in quanto il suo consumo sarebbe in grado di prevenire l'ulcera. Ha infine proprietà antitumorali.

Fragole

Le fragole contengono fosforo, ferro e calcio, sono diuretiche, rinfrescanti e depurative. Grazie alla presenza dello xilitolo, prevengono anche l'alitosi e la formazione della pericolosa placca batterica che si insinua tra i denti.

Curcuma

È una pianta conosciuta da decenni oltre oceano, usata nella medicina ayurvedica. Le proprietà della curcuma e del suo elemento essenziale, la curcumina, sono fortemente depurative e utilissime per pulire e mantenere in salute il fegato e le vie biliari. Fluidifica il sangue, e dato il forte potere analgesico la curcuma è ottima in caso di dolori articolari, artriti ed artrosi. Ha tanti antiossidanti che ostacolano i radicali liberi. In India la polvere di curcuma viene utilizzata anche come cicatrizzante.

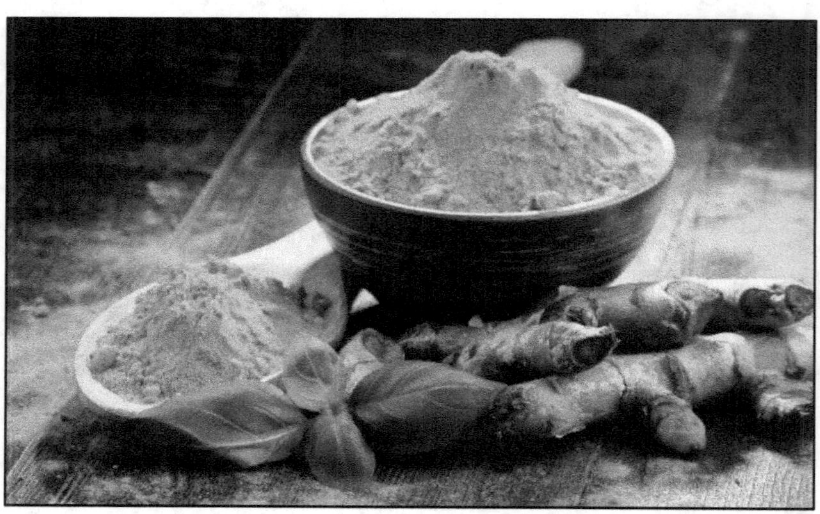

Soia

La soia è un legume simile ai fagioli ed alle lenticchie, ricca di proteine, fibre vegetali e minerali. Il suo utilizzo è in grado di regolarizzare l'intestino, la glicemia ed il colesterolo. Il consumo regolare di soia ha un effetto benefico sulle ossa. Recenti studi scientifici hanno poi dimostrato che la soia è utile anche in menopausa, per tenere a bada i disturbi causati dalla riduzione degli estrogeni.

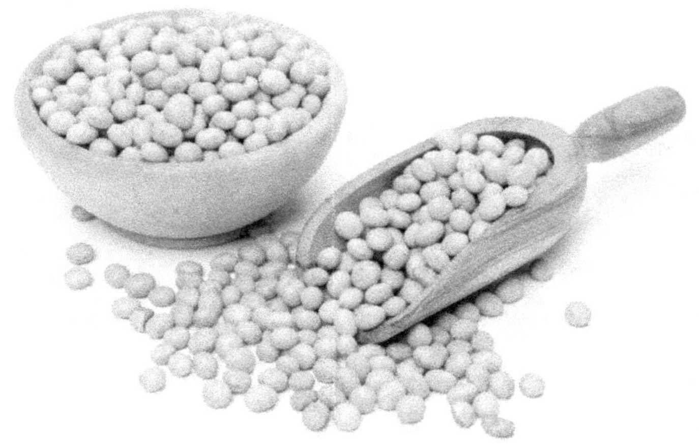

Noci

Sono utilissime per chi fa sport, dato il loro immediato apporto di energia. Sono ricche di vitamina E e antiossidanti, tra cui gli omega 3.

Ci sono tanti altri cibi superfood che rendono la Dieta Sirt una delle diete con maggiore varietà di alimenti. Tra questi è opportuno considerare:

- verdure: asparagi, broccoli, carciofi, scalogno, insalata belga e cipolle bianche;

- frutta: lamponi, mele, more, prugne nere, ribes nero, uva nera;

- frutta secca: arachidi, pistacchi, castagne, semi di girasole;

- legumi: fave, fagioli bianchi, fagiolini,

- farina integrale;

- erbe aromatiche: salvia, timo, erba cipollina, origano, menta piperita e aneto.

Come puoi notare, la Dieta Sirt è davvero ricca di alimenti che consentono di variare l'alimentazione. Inoltre, tieni presente che, come avrai modo di vedere nelle ricette che troverai nei prossimi capitoli, potrai anche mangiare pasta, pane e pizza–seppur con moderazione.

LE BASI DELLA DIETA SIRT

Prima di cominciare la Dieta Sirt–ma questo vale per ogni altra dieta–è d'obbligo fissare un obiettivo e impegnarsi a mantenerlo. Devi associare alla Dieta Sirt una regolare attività fisica e abituarti, soprattutto durante la prima fase, ad assumere gli attivatori Sirt in forma liquida.

Durante la prima fase, quella più delicata, dovresti aspettarti di perdere già fino a poco più di 3kg di peso, ottenendo un cambiamento fisico già visibile. Per evitare di avvertire la fame durante i primi giorni, cerca di distribuire le calorie in questo modo:

- circa 200 a colazione e 200 a pranzo;

- circa 400 a cena.

Ti consiglio di consumare i tre "succhi verdi Sirt" giornalieri previsti durante i primi tre giorni, ed i successivi due nei giorni seguenti, lontani dai pasti principali. Non cenare oltre le 19:00, in quanto è meglio non andare a dormire subito dopo aver mangiato.

Non preoccuparti se nonostante la restrizione calorica non senti di avere molta fame, e tanto meno non sforzarti di bere per forza i succhi verdi consigliati.

Ma perché è importante assumere i succhi verdi, e cosa sono?

Assumere alimenti Sirt in forma liquida consente di ottenere il massimo risultato dalla loro funzione. Si evita che gli alimenti perdano i loro nutrienti, in quanto l'unico trattamento che hanno è la centrifuga, e di conseguenza assicurano la loro efficacia (a patto che siano assunti lontano dal pasto solido).

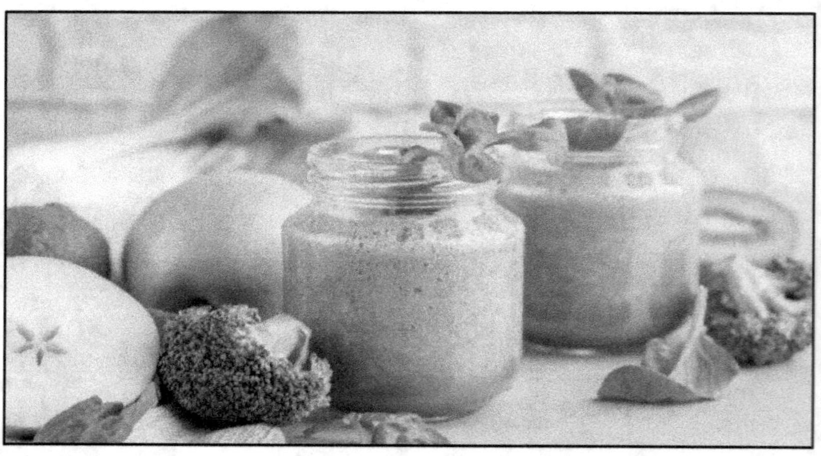

Ecco due esempi di preparazione di un succo verde Sirt:

Succo verde: ricetta n. 1

Ingredienti:

- 30 gr di rucola;

- 5 gr di prezzemolo;

- 75 gr di cavolo riccio verde;

- 150 gr di sedano verde (due gambi);

- Mezza mela verde;

- Il succo di mezzo limone;

- Mezzo cucchiaio di Tè verde.

Preparazione:

- Nella centrifuga/estrattore, metti prima il cavolo verde con la rucola ed il prezzemolo;

- Frulla la mela e il sedano a parte, e aggiungi il succo di limone;

- Unisci il composto al centrifugato di verdure;

- Versane un po' in un bicchiere e aggiungi il tè verde;

- Mescola bene. A piacimento, puoi diluire il succo con un po' d'acqua e berne un po' per volta, avendo cura di conservarlo in frigorifero.

Succo verde: ricetta n. 2

Ingredienti:

- 1 mela verde;

- 75 gr di cavolo riccio verde;

- 50 gr di fragole;

- 2 coste di sedano;

- 1 cucchiaio di prezzemolo tritato;

- 1 cucchiaino di tè verde;

- Acqua e, se vuoi, succo di limone.

Preparazione:

- Pulisci le verdure, lava le fragole, taglia la mela privandola della buccia ed inserisci il tutto in una centrifuga ottenendo un composto omogeneo;

- Versa nel bicchiere, e aggiungi una spruzzata di limone a piacimento. Il succo si conserva in frigo per qualche giorno.

Ricorda che:

Durante la fase 1, dal giorno 1 al giorno 3 devi assumere tre succhi verdi quotidianamente, e integrare un pasto normale. Dal giorno 4 al giorno 7 devi assumere due succhi verdi quotidianamente e integrare con due pasti normali. Durante la fase 2 di mantenimento, che dura quattordici giorni, dovrai continuare ad assumere alimenti Sirt. Ti consiglio tre pasti normali a base di alimenti Sirt e una centrifuga verde con l'aggiunta di uno o due spuntini, sempre con cibi Sirt. Seppur questo tipo di regime alimentare faccia bene, fai attenzione a non superare le calorie giornaliere consigliate per ottenere il miglior risultato.

PIANO ALIMENTARE DEI PRIMI 7 GIORNI

Fase 1 (1000 kcal) - Giorno 1

Colazione: un bicchiere d'acqua, una tazza di caffè o tè verde, un bicchiere di succo Sirt.

Pranzo: un bicchiere di succo verde.

Spuntino: una porzione di succo Sirt.

Cena: a scelta tra pasta, riso, grano saraceno, pollo, e verdure, e dopo cena un quadrato di cioccolato fondente all'85%.

Fase 1 (1000 kcal) - Giorno 2

Colazione: un bicchiere d'acqua, una tazza di caffè o tè verde, un bicchiere di succo Sirt.

Pranzo: due bicchieri di succo Sirt.

Spuntino: una porzione di cioccolata fondente.

Cena: una pietanza a scelta tra farro, orzo, cous cous, pesce o pollo, verdure, e dopo cena un quadrato di cioccolata fondente.

Fase 1 (1000 kcal) - Giorno 3

Colazione: un bicchiere d'acqua, una tazza di caffè o tè verde, un bicchiere di succo Sirt.

Pranzo: due bicchieri di succo Sirt.

Spuntino: una porzione di cioccolata fondente all'85%.

Cena: a scelta tra insalata di verdure, pollo grigliato, gamberetti, e dopo cena un quadrato di cioccolato fondente nero.

Fase 1 (1500 kcal) - Giorno 4

Colazione: un bicchiere d'acqua, una tazza di caffè o tè verde, un bicchiere di succo Sirt.

Pranzo: insalata di farro e verdure.

Spuntino: un bicchiere di succo Sirt.

Cena: a scelta tra insalata di verdure o minestrone, e dopo cena un quadrato di cioccolato fondente nero.

Fase 1 (1500 kcal) - Giorno 5

Colazione: un bicchiere d'acqua, una tazza di caffè o tè verde, un bicchiere di succo Sirt a tua scelta.

Pranzo: insalata con verdure e grano saraceno.

Spuntino: un bicchiere di succo Sirt prima di cena.

Cena: a scelta tra insalata di verdure e pollo con patate al forno, e dopo cena un quadrato di cioccolato fondente nero.

Fase 1 (1500 kcal) - Giorno 6

Colazione: un bicchiere d'acqua, una ciotola di cereali muesli, un bicchiere di succo Sirt.

Pranzo: uova e pancetta.

Spuntino: un bicchiere di succo Sirt.

Cena: a scelta tra insalata di pomodori o pollo e noci, cipolla rossa, e dopo cena un quadrato di cioccolato fondente nero.

Fase 1 (1500 kcal) - Giorno 7

Colazione: un bicchiere d'acqua, una tazza di caffè o tè verde, un bicchiere di succo Sirt.

Pranzo: insalata di verdure e pollo grigliato o pesce.

Spuntino: un bicchiere di succo Sirt.

Cena: carne al vino rosso e verdura a scelta.

Quanto descritto deve solo servirti da esempio: usalo come uno schema per ricordare la corretta distribuzione dei pasti, e soprattutto dei succhi verdi Sirt, durante le giornate della fase 1.

LA LISTA DELLA SPESA

Prediligi i prodotti freschi a seconda della stagione durante la quale inizi la Dieta Sirt: non sono artefatti artificialmente, e ci guadagni in freschezza e genuità.

Verdura e Frutta: Olive, cipolle rosse, broccoli e spinaci, scalogno, cavolo riccio, rucola e sedano, arance, limoni, lime, ribes, more, mirtilli e fragole, semi di melograno.

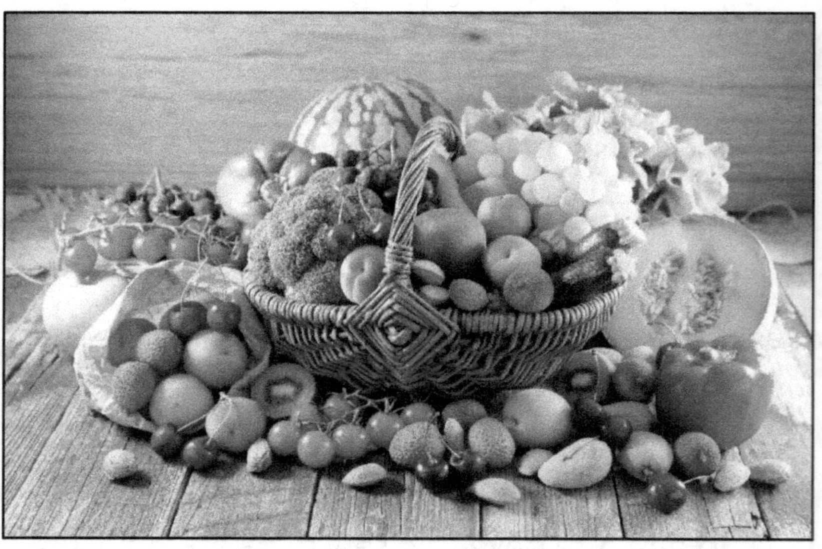

Carne e Pesce: Carni bianche, filetto di salmone, sogliola, gamberetti, acciughe, tonno (in alternativa tofu), salmone affumicato.

Erbe e spezie: pepe, curcuma, origano, aneto, timo, rosmarino, peperoncino, zenzero, prezzemolo.

Non dimenticare di mettere in dispensa anche:

Olio extravergine d'oliva, olio d'oliva dolce, condimento a base di soia, capperi, fagioli pronti da mangiare, fagioli cannellini pronti da mangiare, piselli pronti, cioccolato fondente al 70% (o meglio ancora all'85%), cacao in polvere non zuccherato. Tè verde o nero, riso basmati, pasta, pane integrale, grano saraceno, noci, pistacchi.

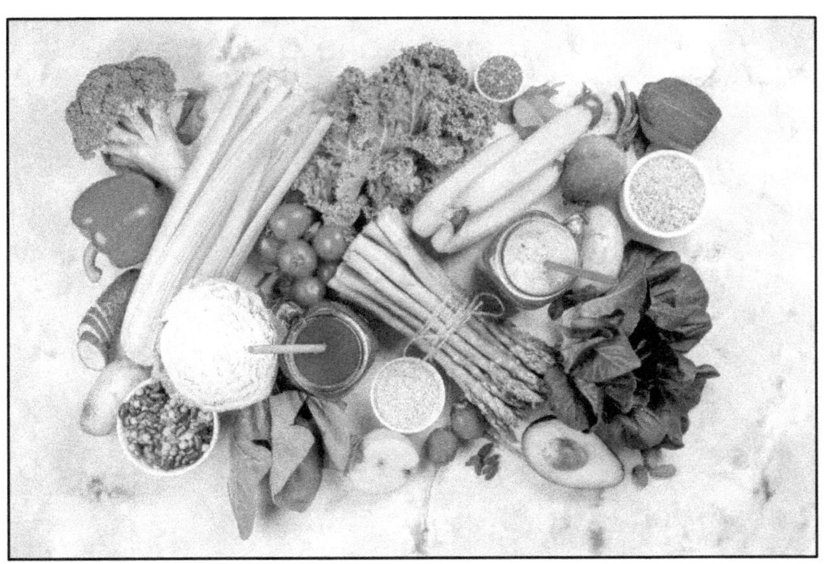

LA COLAZIONE SIRT

Ogni giornata deve iniziare con una buona colazione, anche e soprattutto durante la Dieta Sirt, e di seguito ti suggerisco alcune varianti del succo verde Sirt per dare più gusto alla colazione. Ricordati di non far mancare mai un bicchiere d'acqua ed un buon caffè o una tazza di Tè (verde, s'intende). Partiamo da qualcosa di classico:

Yogurt con noci, scaglie di cioccolato e mirtilli

Ingredienti:

- 125 gr di mirtilli;

- 150 gr di yogurt greco;

- 10 gr di cioccolato fondente in scaglie;

- 25 gr di noci tritate.

Preparazione:

- Versa lo yogurt greco in una ciotola;

- Lava i mirtilli, falli sgocciolare ed uniscili allo yogurt insieme alle noci tritate ed al cioccolato fondente;

- Mescola il tutto e gusta.

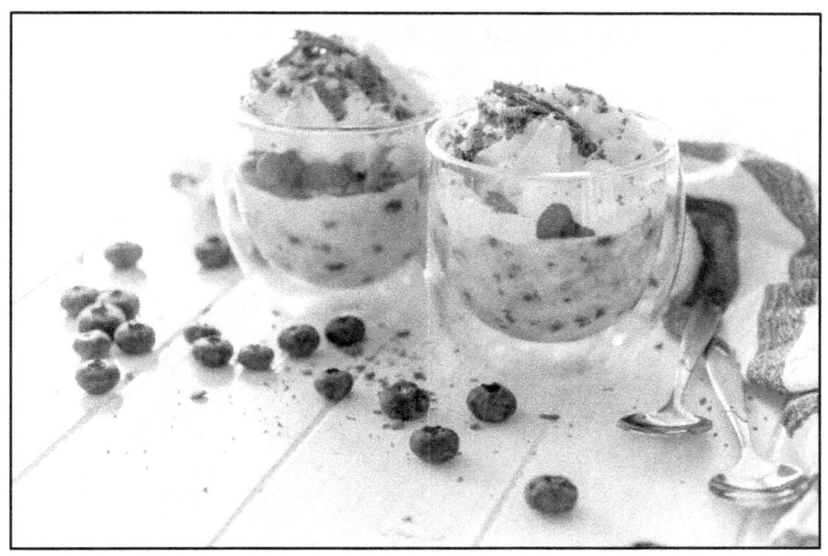

Frullato Sirt food

Ingredienti:

- 75 gr di cavolo riccio verde;

- 50 gr di fragole;

- 1 Mela verde o rossa (varietà Fuji);

- 2 coste di sedano;

- 1 cucchiaio di prezzemolo tritato;

- 1 cucchiaino Tè verde;

- Qualche goccia di limone (se vuoi).

Preparazione:

- Pulisci e riduci a pezzetti il cavolo verde riccio;

- Elimina i filamenti esterni dai gambi di sedano e tagliali a pezzetti;

- Metti tutti gli ingredienti nella centrifuga o nel frullatore, avendo cura di aggiungere un bicchiere di acqua, per ottenere un composto omogeneo e non molto denso;

- A piacimento, puoi aggiungere del succo di limone.

Sirt Muesli fatto in casa

Ingredienti:

- 10 gr di grano saraceno soffiato;

- 15 gr di scaglie di cocco;

- 40 gr di datteri;

- 15 gr di noci;

- 10 gr di fave di cacao;

- 40 gr di datteri privati del nocciolo;

- 100 gr di yogurt bianco, meglio se greco;

- 100 gr di fragole in pezzi (in alternativa, mirtilli, more o lamponi).

Preparazione:

Rovescia lo yogurt in una coppetta, aggiungici tutti gli ingredienti, mescola e lascia riposare cinque minuti a temperatura ambiente.

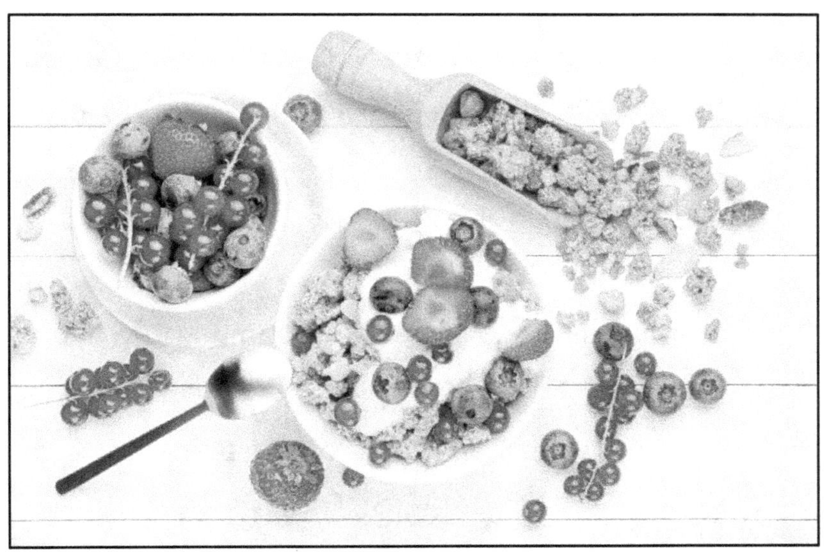

Pancake Sirt

Ingredienti:

- 110 gr di farina di grano saraceno;

- 5 gr di sale;

- 1 uovo intero;

- 1 vasetto di yogurt di soia naturale, o yogurt al naturale classico;

- 1 tazza di acqua (circa 150 ml);

- Per la frittura: un cubetto di burro o olio d'oliva.

Preparazione:

- Su una spianatoia, versa la farina di grano saraceno;

- Fai un buco al centro ed aggiungi, uno alla volta, l'uovo intero, il sale e il vasetto di yogurt;

- Inizia a mescolare. Se il composto risulta troppo secco, aggiungi l'acqua per ottenere un composto cremoso;

- Scalda sul fuoco un tegame con un paio di cucchiai di olio d'oliva o burro;

- Aiutandoti con un mestolo, versa una parte del composto per i pancake nella padella;

- Lascia cuocere finché non diventa dorato dal lato sulla padella, e delicatamente giralo per farlo dorare dal lato opposto;

- Quando avrai finito il composto, gusta il pancake al naturale o con una spolverata di zucchero al velo.

Succo di melone ed uva

Ingredienti:

- Mezzo cetriolo privato dei semi;

- 30 gr di foglie di spinaci (anche surgelate);

- 100 gr di uva rossa;

- 100 gr di melone giallo o retato.

Preparazione:

Pulisci tutti gli ingredienti, priva il cetriolo ed il melone dei semi, lava le foglie di spinaci se usi quelli freschi, metti tutto nel frullatore o nella centrifuga e frulla finché non ottieni un composto omogeneo.

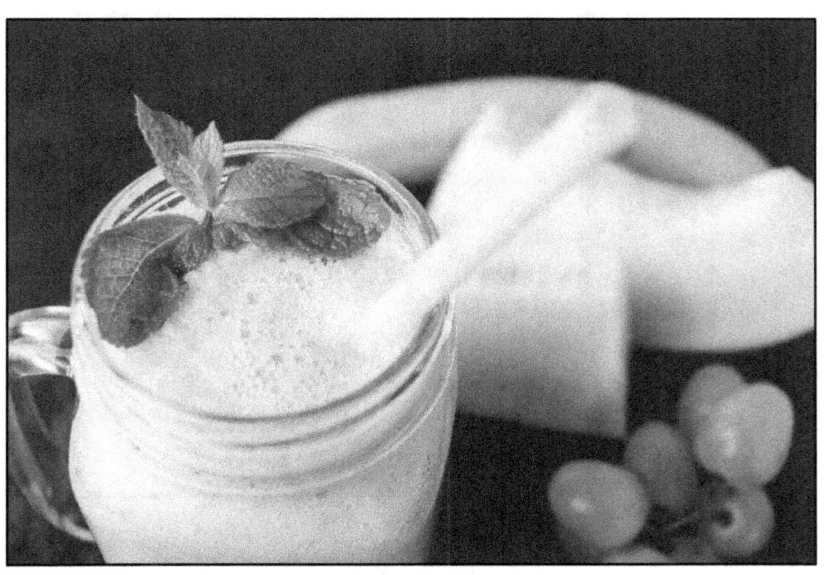

Succo d'anguria superfood

Ingredienti:

- Mezzo cetriolo;

- 20 gr di foglie di cavolo verde;

- Quattro foglie di menta;

- 250 gr di anguria in pezzi.

Preparazione:

Lava bene le foglie del cavolo verde, elimina la buccia dell'anguria ed i semi del cetriolo, versa tutti gli ingredienti in una centrifuga e frulla fino ad ottenere un succo non troppo liquido.

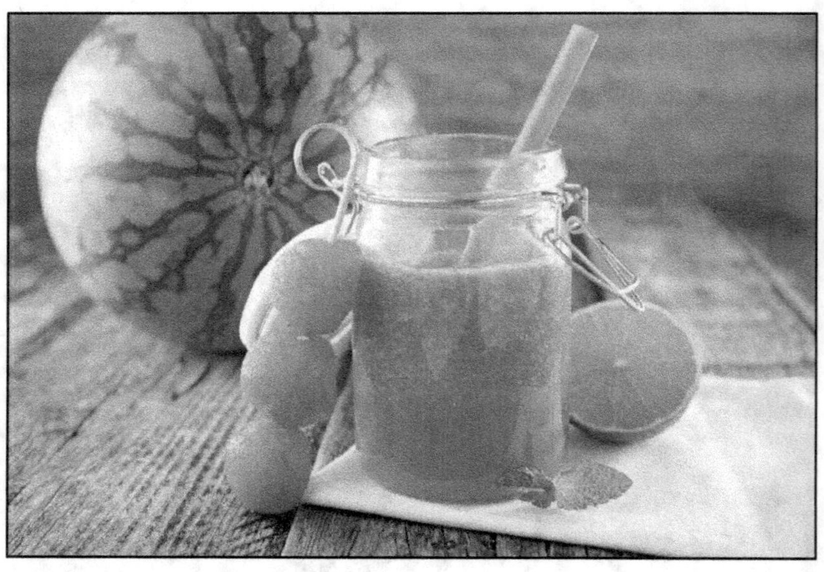

Succo verde superfood

Ingredienti:

- 75 gr di cavolo verde;

- 30 gr di rucola;

- 5 gr di prezzemolo;

- 150 gr di coste di sedano (tieni da parte anche le foglie);

- Metà mela verde;

- Un pezzetto di zenzero;

- Metà limone spremuto;

- Un cucchiaino di tè verde.

Preparazione:

Lava con cura la verdura e la frutta, riduci tutto in pezzetti e metti nella centrifuga, frulla per un paio di minuti fino ad avere un succo cremoso, aggiungi un po' d'acqua per renderlo meno denso.

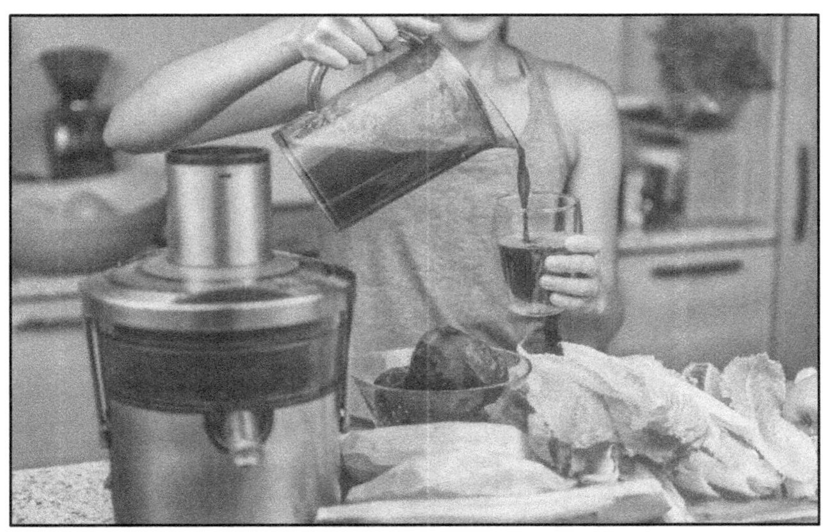

10 RICETTE DI PRIMI PER LA DIETA SIRT

Le ricette che ti propongo sono le seguenti:

- Linguine al tonno e peperoncino;

- Spaghetti aglio olio e peperoncino;

- Tagliatelle di grano saraceno funghi e yogurt;

- Risotto ai mirtilli e speck;

- Riso basmati con pollo, peperoni, peperoncino e curcuma;

- Fusilli con pesto di noci;

- Penne ziti con rucola, salmone e zenzero;

- Spaghetti di soia con verdure;

- Farfalle al vino rosso;

- Linguine pistacchi, semi di chia e pesto di melanzane.

Linguine al tonno e peperoncino
(per 4 persone ca.)

Ingredienti:

- 320 gr di linguine;

- 250 gr di tonno fresco al naturale;

- 15/20 pomodori qualità ciliegina;

- Peperoncini rossi freschi due;

- Olio extravergine d'oliva q.b.;

- Un pizzico di sale e pepe q.b.;

- Prezzemolo q.b.

Preparazione:

- Pulisci con cura e taglia a cubetti il tonno fresco al naturale, facendo attenzione ad eliminare eventuali spine;

- In un tegame antiaderente scalda a fuoco vivace un cucchiaio di olio d'oliva extravergine, e una volta caldo aggiungi il tonno a pezzetti;

- Fallo cuocere fino a quando non diventa dorato, avendo cura di mescolare di tanto in tanto;

- Lava e taglia i pomodorini ciliegino a metà ed aggiungili al tonno che sta cuocendo;

- Lava e taglia in due i peperoncini ed unisci al sugo;

- Aggiungi il sale ed il pepe con cura;

- Continua a cuocere il sugo ancora per cinque minuti, poi spegni il fornello e lascialo riposare;

- Nel frattempo cuoci le linguine, avendo cura di aggiungere il sale e mantenere la cottura la dente;

- Una volta cotte scola le linguine, poi riaccendi il sugo e versa le linguine nella padella;

- Amalgama bene ed aggiungi il prezzemolo tritato;

- Spegni il fuoco e versa nel piatto.

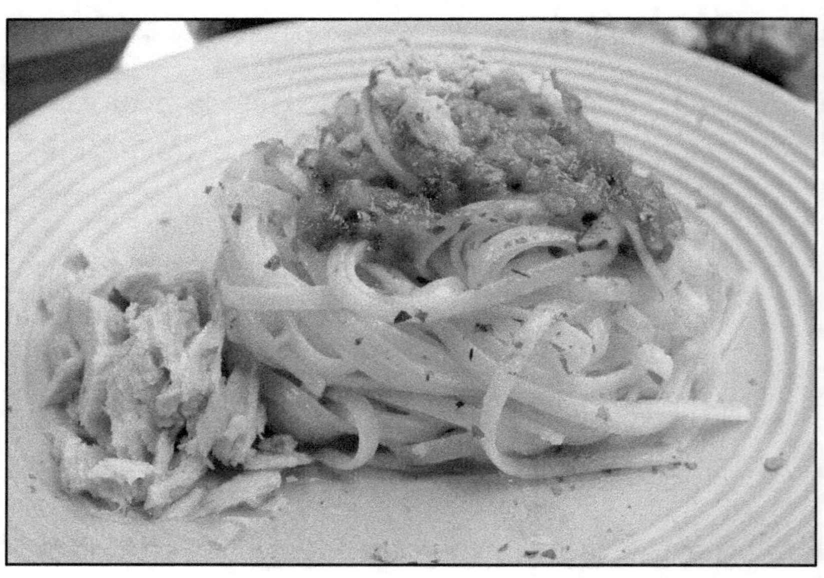

Spaghetti aglio olio e peperoncino
(per 4 persone ca.)

Ingredienti:

- 320 gr di spaghetti tipo ristorante;

- Aglio a spicchi (almeno due);

- Olio extravergine d'oliva;

- 1 peperoncino fresco;

- Sale q.b.;

- A piacimento, prezzemolo tritato.

Preparazione:

- Porta ad ebollizione a fuoco medio una pentola con acqua e sale grosso, poi versa gli spaghetti tipo ristorante e lascia cuocere girando di tanto in tanto, per non farli attaccare. Scola al dente;

- Intanto, versa in una casseruola abbastanza capiente l'olio extravergine d'oliva, gli spicchi d'aglio privati della buccia ed il peperoncino, entrambi tritati;

- Lascia imbiondire l'aglio per qualche minuto. Quando l'aglio avrà profumato l'olio toglilo e versa nella pentola gli spaghetti, amalgama bene il tutto aggiungendo, se necessario, un mestolo di acqua di cottura della pasta;

- Aggiungi una spolverata di prezzemolo tritato, a piacimento;

- Amalgama per bene gli spaghetti con il condimento e servi subito.

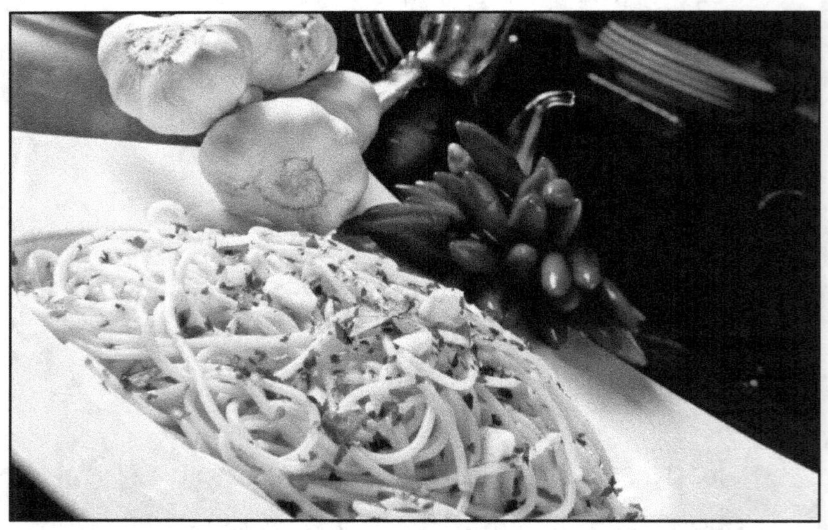

Tagliatelle di grano saraceno allo yogurt e funghi

Ingredienti per impastare le tagliatelle:

- 200 gr di farina tipo 00;

- 200 gr di farina di grano saraceno;

- 4 uova intere.

Ingredienti per il condimento:

- 400 gr di funghi misti, anche surgelati;

- 1 cipolla bianca;

- 1 spicchio d'aglio;

- 1 vasetto da 125 gr di yogurt intero al naturale;

- Prezzemolo fresco;

- Olio extravergine di oliva;

- Sale e pepe q.b.

Preparazione:

- Prepara la pasta: in una ciotola capiente versa le due farine, con le mani forma un foro al centro e aggiungi le uova (ti consiglio di rompere le uova in una ciotola a parte per vedere prima se sono buone);

- Impasta con le mani: devi ricavarne un panetto liscio ed elastico. Quando avrà la giusta consistenza, lascialo a temperatura ambiente avvolto nella pellicola alimentare per almeno 30 minuti;

- Passati i 30 minuti, stendi la pasta con la macchina apposita, o se non ce l'hai con l'aiuto di un mattarello. Il risultato devono essere sfoglie non molto spesse: infarinale e tagliale con l'apposito attrezzo per le tagliatelle. Devono asciugare sulla tavola infarinata, oppure su un vassoio, mentre ti dedichi a preparare il condimento;

- In un tegame antiaderente, fai appassire nell'olio con lo spicchio d'aglio la cipolla tritata finemente;

- Appena diventa trasparente, aggiungi i funghi puliti e tagliati a cubetti e lascia andare in cottura 15 minuti;

- Aggiungi il sale e il pepe e spegni il fuoco;

- Cuoci le tagliatelle in acqua bollente salata (ci vorranno circa cinque minuti), scolale e tieni da parte un mestolo di acqua di cottura;

- Versa le tagliatelle nel tegame con i funghi, insieme allo yogurt e il mestolo d'acqua lasciato in precedenza, amalgama il tutto per far assorbire il condimento;

- Togli dal fuoco e fai le porzioni di tagliatelle al grano saraceno, decorando i piatti con del prezzemolo, se gradito.

Riso, mirtilli e speck

Ingredienti:

- Riso tipo carnaroli 360 gr;

- Mirtilli freschi o altri frutti rossi 200 gr;

- Un etto di speck;

- Brodo vegetale un litro;

- Burro 30 gr;

- Parmigiano 40 gr;

- Una piccola cipolla bianca;

- Qualche gambo di rosmarino;

- Vino rosso tipo Lambrusco 100 cc;

- Olio extravergine d'oliva;

- Sale e pepe q.b.

Preparazione:

- Metti in un tegame i mirtilli con un tocchetto di burro e cuocili, girandoli di tanto in tanto, finché non si ammorbidiscono. Per velocizzare, tieni il tegame coperto. Appena sono pronti frullali con un frullatore ad immersione. Metti da parte la purea ottenuta;

- Metti a scaldare un altro tegame con un filo d'olio, aggiungi la cipolla e lasciala appassire. Quando sarà diventata più chiara unisci lo speck tritato e fallo cuocere girando ogni tanto per non farlo bruciare;

- Aggiungi il riso e fallo tostare per 2-3 minuti;

- Alza la fiamma, versa il vino rosso e lascia che evapori;

- Diminuisci la fiamma e fai cuocere il risotto unendo il brodo un po' alla volta;

- A metà cottura, aggiungi la purea di mirtilli e completa la cottura del riso con l'aiuto del brodo;

- A cottura ultimata, togli dal fuoco, aggiungi il parmigiano ed il rosmarino e completa mescolando il tutto con la noce di burro;

- Dai al risotto il tempo di riposare per qualche minuto, poi trasferiscilo nei piatti da portata.

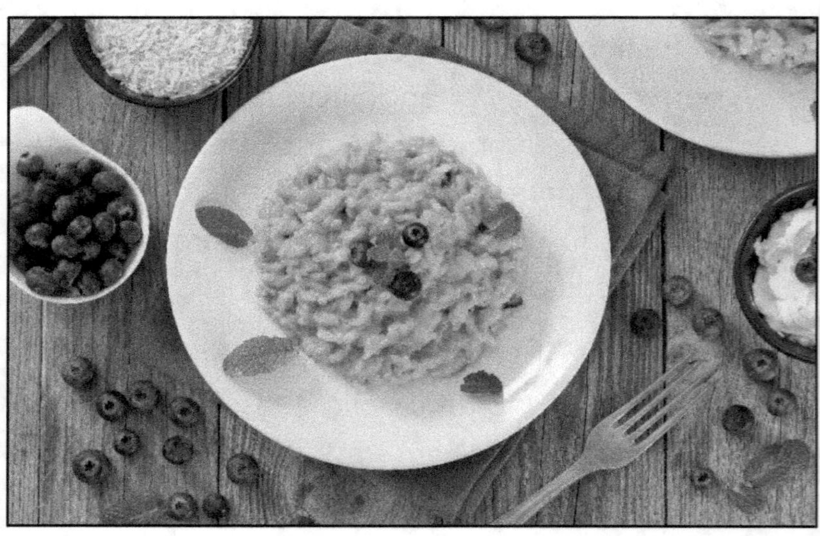

Riso basmati con pollo, peperoni, peperoncino e curcuma

Ingredienti:

- 350 gr di riso basmati;

- 200 gr di carne di pollo;

- 1 cipolla piccola;

- 1 peperone rosso;

- 1 litro di brodo vegetale;

- 4 semi di cardamomo;

- Mezzo cucchiaino di curcuma;

- 1 peperoncino;

- Olio extravergine d'oliva;

- Sale ed erba cipollina.

Preparazione:

- In un tegame con tre cucchiai di olio soffriggi la cipolla tagliata finemente, il peperone tagliato a pezzetti, il cardamomo e la curcuma sciolta in mezzo bicchiere di acqua calda. Fai cuocere a fuoco vivo per cinque minuti;

- Riduci il pollo in pezzi e mettilo nel tegame con i peperoni. Fai cuocere qualche minuto, aggiungi il sale ed il peperoncino e mescola bene;

- Cuoci il riso basmati nel brodo vegetale per circa 9 minuti. Scolalo bene, mettilo nel piatto e versaci al centro il pollo con i peperoni;

- Decora a piacere con erba cipollina ed un filo d'olio

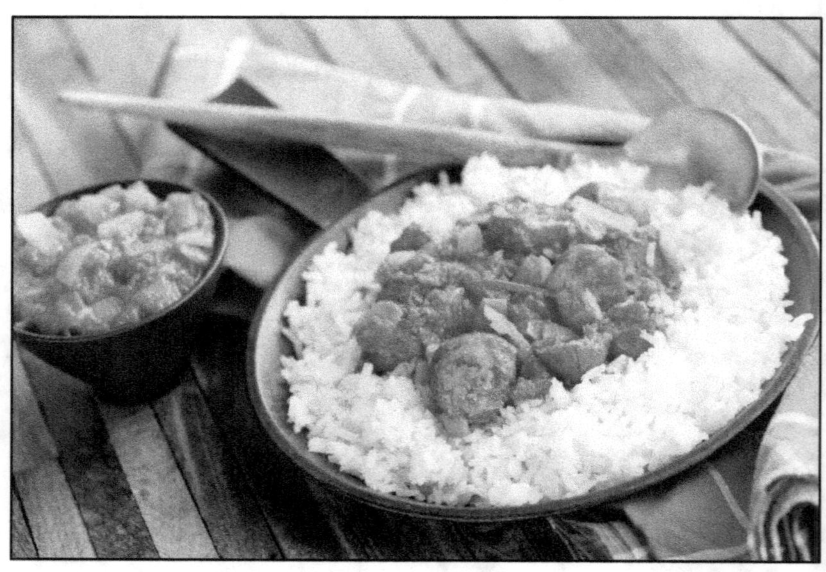

Fusilli con pesto di noci

Ingredienti:

- 80 gr di noci sgusciate;

- 20 gr di pinoli;

- 60 gr di grana grattugiata;

- 1 cucchiaio d'olio extravergine d'oliva;

- 2 cucchiai di latte;

- 1 cucchiaio raso di pan grattato;

- mezzo spicchio d'aglio;

- Sale e pepe q.b.;

- 300 gr di pasta tipo fusilli.

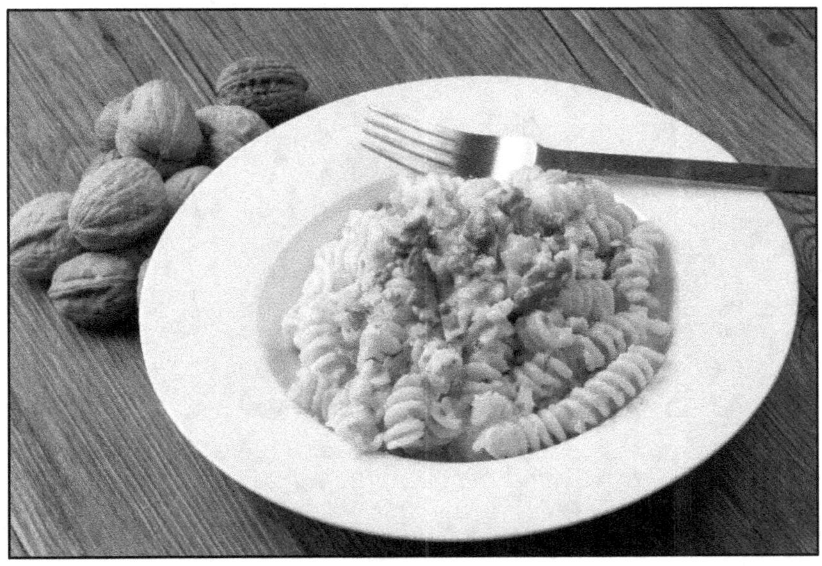

Preparazione:

- Pulisci le noci;

- Metti sul fuoco la padella con l'acqua per cuocere i fusilli;

- Metti la frutta secca nella centrifuga e frulla per qualche minuto, mantenendo una velocità media per non far fuoriuscire l'olio;

- Aggiungi il latte, il sale e il pepe e amalgama bene;

- Scola la pasta al dente e uniscila al condimento;

- Servi e mangia subito.

Penne ziti, rucola, salmone e zenzero

Ingredienti:

- 400 gr di fusilli;

- 150 gr di salmone;

- 30 gr di zenzero fresco;

- 80 gr di rucola;

- 1 spicchio d'aglio;

- Olio extravergine d'oliva;

- Sale e pepe rosa in grani q.b.

Preparazione:

- Metti sul fuoco l'acqua per la pasta. Alla bollitura versaci le penne ziti ed una manciata di sale. Lascia cuocere le penne per dieci minuti mescolando di tanto in tanto;

- Taglia finemente la rucola e lasciala da parte;

- Riduci il salmone in piccoli pezzi **e** lascialo rosolare in una padella con aglio schiacciato ed olio, fino a che non si sfalda;

- Aggiungi lo zenzero grattugiato, la rucola tritata, il pepe rosa in grani pestato ed il sale. Mescola di tanto in tanto lasciando insaporire il salmone;

- Scola le penne ziti al dente e passale subito in padella con il salmone, e se serve aggiungi un po' di acqua di cottura;

- Dopo un paio di minuti, togli dal fuoco e versa nel piatto.

Spaghetti di soia con verdure

Ingredienti:

- 150 gr di spaghetti di soia;

- 1 pezzetto da 5 cm di porro;

- 1 grande carota arancione;

- 1 zucchina genovese;

- 1 striscia di radicchio rosso;

- 1 cucchiaino di zenzero fresco;

- Succo di 1 lime;

- Salsa di soia q.b.;

- Olio d'oliva extravergine;

- 1 spicchio aglio;

- 1 pezzetto di peperoncino fresco;

- Sale, coriandolo o prezzemolo q.b.;

Preparazione:

- Pulisci un prezzo di porro e taglialo a bastoncini sottili, pela la carota e tagliala a fili. Puoi usare l'attrezzo per fare gli spaghetti di verdure. Fai la stessa cosa con la zucchina;

- Taglia sottilmente il radicchio rosso con l'aiuto di una mandolina;

- Prendi una pentola tipo wok, oppure una padella dal fondo largo, e mettila sul fuoco a fiamma vivace;

- Versaci un giro d'olio d'oliva, aggiungi uno spicchio d'aglio e un prezzo di peperoncino. Non appena l'aglio comincia a soffriggere aggiungi il porro mescolando spesso con un cucchiaio di legno;

- Quando il porro sarà appassito procedi aggiungendo le carote e le zucchine. Salta le verdure per 1 minuto e poi aggiungi il radicchio rosso;

- Aggiungi un pizzico di sale e continua a mescolare fino a quando il radicchio rosso non comincerà ad appassire;

- Grattugia lo zenzero fresco, scioglilo nel succo di mezzo lime e versalo nella padella. Il succo di lime, oltre a conferire una nota piacevolmente agrumata, conferisce al radicchio rosso un bel colore vivace;

- Sfuma con un filo di salsa di soia;

- Cuoci gli spaghetti di soia in acqua salata, poi scolali, sciacquali con acqua e versali nella padella dove hai cotto le verdure;

- Mescola gli spaghetti di soia con le verdure saltate per farli insaporire. Se diventano troppo asciutti, aggiungi un pochino di acqua di cottura;

- Sfuma di nuovo con un filo di salsa di soia;

- Finisci il piatto decorandolo prima di servire con del coriandolo fresco, o in alternativa del prezzemolo tritato.

Farfalle al vino rosso

Ingredienti:

- 250 gr farfalle;

- 300 ml vino rosso;

- Olio extravergine d'oliva;

- 1 peperoncino;

- 1 spicchio di aglio;

- Sale e prezzemolo q.b.;

- Pecorino grattugiato 5-6 cucchiaio.

Preparazione:

- Prendi una padella dal fondo largo e versaci un paio di cucchiai di olio extra extravergine d'oliva. Aggiungi uno spicchio d'aglio, intero o tritato, e un po' di peperoncino, meglio se fresco. Secondo il proprio gusto, se vuoi puoi aggiungere anche dei filetti di acciughe sott'olio;

- Non appena l'aglio comincia a soffriggere, versa in padella il vino rosso;

- Sala leggermente e aggiungi del prezzemolo tritato finemente;

- Lascia sobbollire il vino rosso, intanto cuoci le farfalle in abbondante acqua salata. A metà cottura, passale nella padella con il vino rosso e continua al suo interno la cottura;

- Nel caso in cui le farfalle dovessero cuocersi assorbendo troppo vino, completa la cottura aggiungendo un mestolo di acqua di cottura della pasta;

- Prima di servire, spolvera le farfalle con una manciata di pecorino grattugiato.

Linguine pistacchi, semi di chia e pesto di melanzane

Ingredienti:

- Linguine integrali (circa 30 g a persona), 4 nidi;

- Una melanzana piccola;

- Una manciata di pistacchi;

- Aglio;

- Semi di chia, un cucchiaio;

- Olio extravergine d'oliva e sale q.b.

Preparazione:

- Riduci a fette la melanzana, mettila in un colapasta con un peso sopra (in questo modo toglierai l'acqua in eccesso), lascia riposare 30 minuti e poi griglia le fette di melanzana;

- Metti sul fuoco l'acqua per la pasta. A bollitura, butta le linguine e fai cuocere per 5 minuti. Tieni da parte un po' di acqua di cottura;

- A cottura ultimata, raffredda la pasta sotto l'acqua corrente e lasciala in un piatto;

- Prepara il pesto di melanzane: versa in una centrifuga la melanzana grigliata, i pistacchi, i semi di chia, l'aglio e l'olio, frulla ed aggiungi un po' di acqua di cottura della pasta;

- In un tegame, versa il pesto di melanzane e le linguine e fai scaldare a fuoco vivo mescolando per due minuti, servi le linguine cospargendo ogni piatto con i semi di chia.

10 RICETTE DI SECONDI PER LA DIETA SIRT

Puoi usare queste ricette anche per la cena, soprattutto durante la fase 2. Vediamo di seguito 10 secondi tipo nella Dieta Sirt:

- Polpette di quinoa, noci e radicchio;

- Sformatini vegani di broccoli e tofu aromatizzati al mandarino;

- Filetti di salmone conditi alla mediterranea;

- Pollo paprika e verdure;

- Salmone al forno con verdure;

- Insalata di tofu e grano saraceno;

- Burger di grano saraceno;

- Tortillas di zucchine;

- Orata con salsa di noci piccante;

- Asparagi leggeri al forno con vinaigrette cremosa di mandorle.

Polpette alla quinoa noci e radicchio

Ingredienti:

- 120 gr di quinoa bianca;

- 2 cespi di radicchio di Treviso IGP tardivo;

- 80 gr di gherigli di noce;

- 2 cucchiaini di curcuma;

- 1 tazza di farina fioretto;

- 2 cucchiaini di maggiorana;

- Olio extravergine d'oliva;

- Sale e pepe q.b.

Preparazione:

- Lava la quinoa e lessala in acqua poco salata, fino a quando i semi non si apriranno e risulteranno morbidi;

- Quando la quinoa sarà cotta strizzala bene, quindi aggiungi la curcuma ed il pepe e tienila da parte;

- In una centrifuga aggiungi le noci, il sale, il pepe ed il radicchio precedentemente lavato, sbollentato ed asciugato per bene, e aggiungi un filo d'olio. Frulla il tutto fino ad ottenere una crema. Aggiungi la crema ottenuta alla quinoa;

- Con le mani infarinate, forma delle palline dall'impasto ottenuto e falle rotolare in un mix di farina ed erba cipollina;

- Schiaccia le polpette alle estremità. Se l'impasto risulta troppo morbido, lascialo a riposo per mezz'ora oppure addensalo con un po' di farina;

- Sistema le polpette su un foglio di carta da forno cosparso di olio, e inforna a 180° per venti minuti. A metà cottura, gira le polpette dall'altro lato;

- Tirale fuori dal forno ed appoggiale su un foglio assorbente per togliere l'olio in eccesso. Servile ben calde.

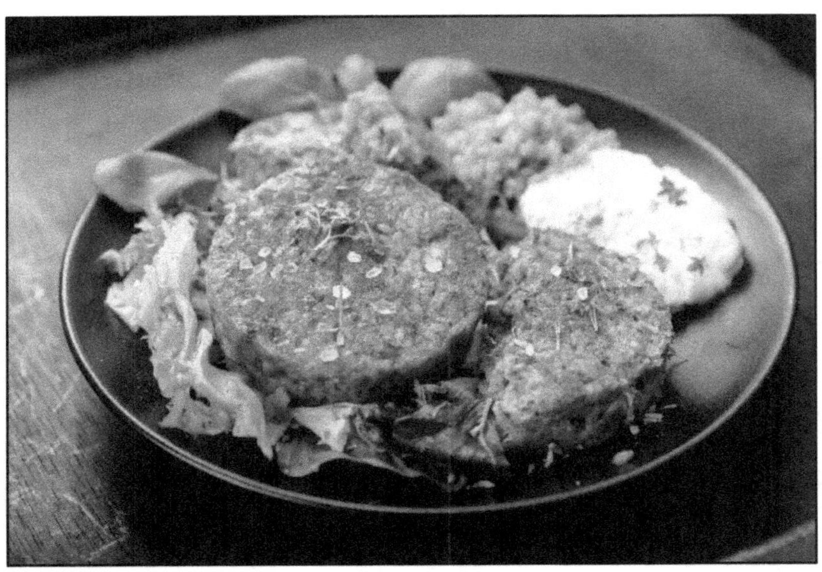

Sformatini vegani di broccoli e tofu aromatizzati al mandarino

Ingredienti per gli sformatini:

- Un broccolo;

- Una carota arancione;

- Tofu 125 gr;

- Due mandarini senza semi;

- Pepe e sale q.b.;

- Olio extravergine d'oliva;

- Un cucchiaino di maggiorana;

- Un bicchiere di bevanda vegetale a base di soia;

- Quinoa q.b.;

- Olio d'oliva per la frittura.

Ingredienti per la crema di latte:

- 250 ml di latte di soia al naturale;

- Curcuma;

- Noce moscata e sale q.b.

Preparazione degli sformatini:

- Metti sul fuoco in un bollitore la bevanda di soia con la curcuma, un pizzico di noce moscata ed il sale. Lascia insaporire finché inizia a bollire, togli dal fuoco, lascia raffreddare e riponi in frigo;

- Pulisci il broccolo eliminando le foglie esterne, taglialo a pezzetti e cuoci in acqua calda con la carata pelata e ridotta a tocchetti. Dopo dieci minuti, scolalo e saltalo in un tegame con un filo di olio, deve cuocere finché non diventa morbido;

- Lava e asciuga il tofu, taglialo in pezzi **e** frullalo con la verdura intiepidita, metti sale, pepe ed un po' di maggiorana;

- Aggiungi il succo dei mandarini e, se necessario, anche qualche cucchiaio di latte di soia, fino a ottenere un composto cremoso e liscio;

- Riempi gli stampini monoporzione uniti e infarinati e inforna gli sformatini **a 180°** per circa 20 minuti, fino **a** quando saranno dorati;

- Scalda qualche cucchiaio d'olio per friggere e aggiungi un paio di manciate di quinoa, lasciate dorare e scola bene l'olio quando è pronta.

Preparazione della crema:

- Prendi una ciotola, raffreddala sotto l'acqua corrente, asciugala bene;

- Versa la bevanda di soia insieme alla curcuma ed un filo di olio nella ciotola, mischia il tutto fino ad ottenere un composto spumoso;

- Assembla il piatto, versando al centro la crema e posando sopra lo sformatino e la quinoa soffritta.

Filetti di salmone conditi alla mediterranea

Ingredienti:

- 800 gr di salmone norvegese;

- 350 gr di pomodorino ciliegino;

- 1 rametto di origano secco;

- 30 gr di olio extravergine d'oliva;

- Sale fino q.b.;

- 1 spicchio di aglio;

- 70 gr di olive nere denocciolate;

- 5 gr di capperi sott'aceto.

Preparazione:

- Lava, asciuga e taglia in quattro pezzi i pomodorini. Mettili in una coppa da insalata, aggiungi l'aglio privo della buccia e tagliato a metà, e l'origano, l'olio e il sale, e lascia macerare il tutto per un'ora a temperatura ambiente, avendo cura di coprire con la pellicola;

- Adagia il salmone su un piano da lavoro e controlla con molta attenzione che non ci siano lische o spine, qualora ci fossero eliminale, quindi taglialo in quattro filetti più o meno dello stesso spessore;

- Torna dai pomodorini, togli gli spicchi di aglio e versa il contenuto della coppa in un tegame con poco olio;

- Lascia andare a fuoco lento per qualche minuto, posa sui pomodorini i pezzi di salmone e con l'aiuto di un cucchiaio versa su di essi i pezzetti di pomodoro, così prenderanno sapore;

- Aggiungi un pizzico di sale, una spruzzata di pepe, qualche oliva nera ed una manciata di capperi;

- Preriscalda il forno a 180° e posa al suo interno il tegame con il salmone, cuoci per altri quindici minuti;

- Spegni il forno, estrai il salmone e posalo sul piatto ancora caldo.

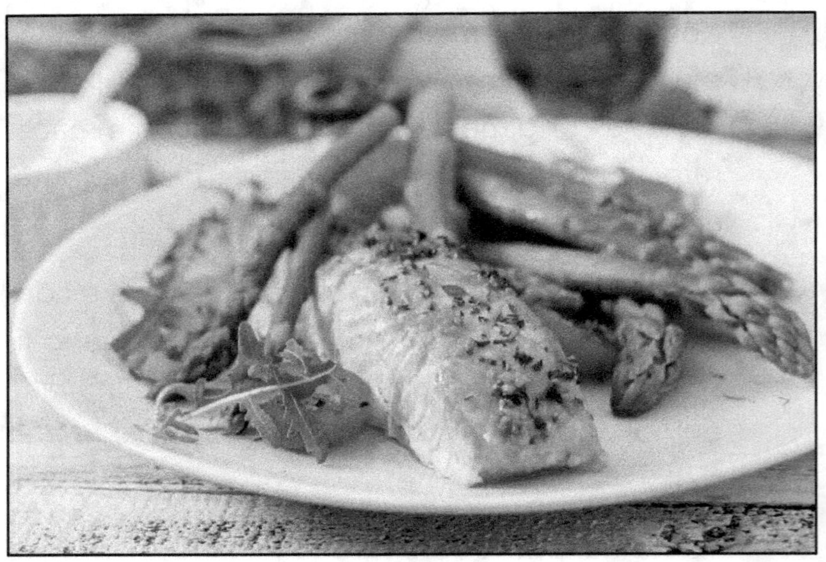

Pollo paprika e verdure

Ingredienti:

- 60 gr di olio extravergine d'oliva;

- 40 gr di paprika;

- Due carote arancioni;

- Metà sedano rapa;

- 3 rape;

- Alette di pollo 300 gr;

- Brodo vegetale 1 litro;

- Timo e rosmarino q.b.;

- Alloro fresco 2 foglie;

- Pepe e sale q.b.;

- Limone;

- 1 cappuccio di cavolo tritato.

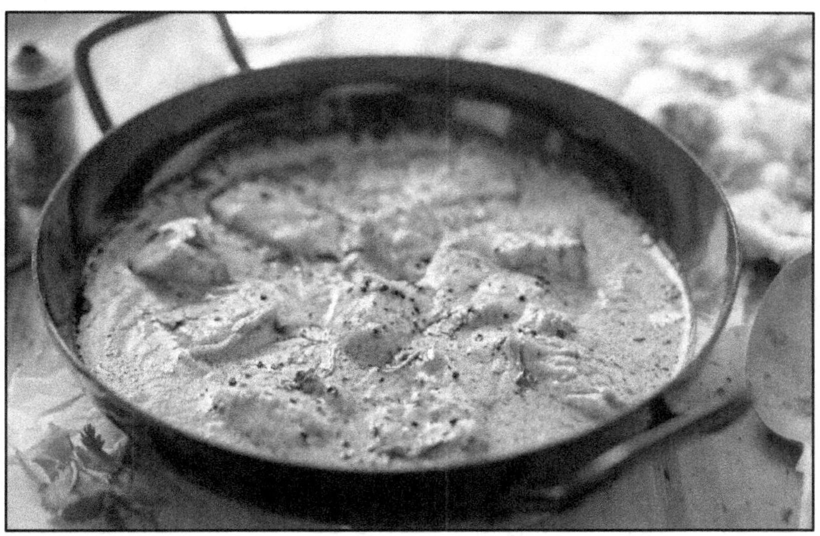

Preparazione:

- Pulisci e trita il sedano rapa, la rapa e la carota;

- In una padella capiente, scalda un filo di olio e aggiungi le ali di pollo, la paprika e le verdure tritate, fai cuocere per qualche minuto;

- Aggiungi sale e pepe, il timo ed il rosmarino sulle ali di pollo ed aggiungi un mestolo di brodo vegetale, copri il tegame e lascia bollire;

- Quando il brodo si asciuga aggiungi un altro mestolo, e continua la cottura del pollo a fiamma bassa per circa 40 minuti;

- Nel frattempo elimina le foglie esterne del cavolo, lavalo e fallo a pezzi, mettilo nel tegame con il pollo alla paprika e continua a cuocere con l'aiuto del brodo finché il cavolo risulta cotto;

- Spegni il fuoco, copri e lascia riposare il tutto per qualche minuto prima di servire.

Salmone al forno con verdure

Ingredienti:

- Limone;

- 20 gr di radice di zenzero;

- Salmone a filetti;

- Olio di sesamo 10 ml;

- 20 ml di olio extravergine d'oliva;

- Due carote arancioni;

- Un cappuccio di cavolo riccio;

- Castagne d'acqua, scolate, sciacquate e tritate.

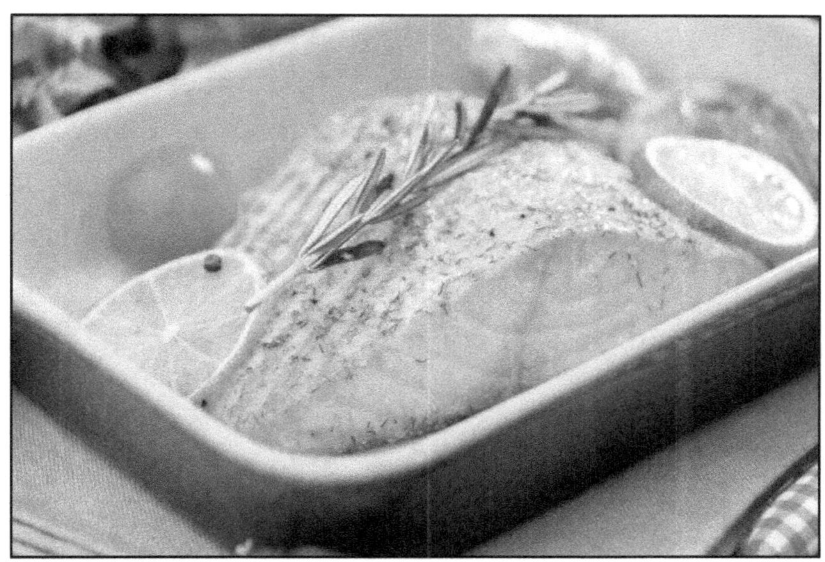

Preparazione:

- Prepara un'emulsione grattugiando la buccia del limone, spremendo il succo ed unendo la radice di zenzero, mescola bene e lascia riposare;

- Posa il salmone in un tegame dai bordi alti, versaci sopra l'emulsione di limone e zenzero, copri il tegame con un foglio di alluminio o un coperchio e lascia insaporire per circa un'ora;

- Preriscalda il forno e posa all'interno il tegame con il salmone, deve cuocere per un quarto d'ora a 190°;

- Mentre il salmone è in cottura, in una pentola a parte tipo wok fai tostare l'olio di sesamo e l'olio di oliva, aggiungici le carote ed il cavolo precedentemente tagliati a tocchetti e lascia cuocere per un paio di minuti, mescolando di tanto in tanto;

- Una volta che il salmone è cotto, versa un po' di marinatura del salmone sulle verdure e cuoci per un altro paio di minuti;

- A fine cottura, tira fuori il salmone e fallo riposare qualche minuto. Disponi le verdure in un piatto ed adagia sopra il salmone.

Insalata di tofu e grano saraceno

Ingredienti:

- Grano Saraceno 300 gr;

- Pomodori ciliegina 400 gr;

- Tofu naturale 125 gr;

- Basilico 10 foglie;

- Semi di girasole 150 gr;

- Olio extra vergine d'oliva q.b.;

- Sale q.b.

Preparazione:

- Prepara una pentola quasi piena di acqua fredda e mettila sul fuoco;

- Lava accuratamente il grano saraceno sotto l'acqua corrente, versalo nella pentola sul fuoco e lascia che si cucini per circa venti minuti;

- In un contenitore capiente metti qualche foglia di basilico lavato con cura e i pomodorini lavati e ridotti in quattro pezzi;

- A cottura ultimata scola il grano saraceno e fallo raffreddare sotto l'acqua corrente;

- Riduci in pezzi il tofu e aggiungilo insieme al grano nel contenitore con i pomodori;

- Aggiungi, spezzandole con le mani, le restanti foglie di basilico e i semi di girasole, sistema di sale e pepe ed infine aggiungi un filo d'olio, mescola il tutto per bene e lascia riposare;

- Puoi consumare l'insalata ancora tiepida appena fatta, oppure lasciarla in frigo e mangiarla fredda, magari per cena.

Burger di Grano Saraceno

Ingredienti:

- Grano saraceno senza buccia 200 gr;

- Un etto di lenticchie rosse;

- Semi di zucca 35 gr;

- Lievito per pane, 4 cucchiai;

- Metà cipolla rossa, varietà Tropea;

- Aglio 1 spicchio;

- Origano, timo o altre spezie a piacere;

- Rosmarino q.b.;

- Salsa di soia;

- Pepe q.b.;

- Farina gialla da polenta q.b.

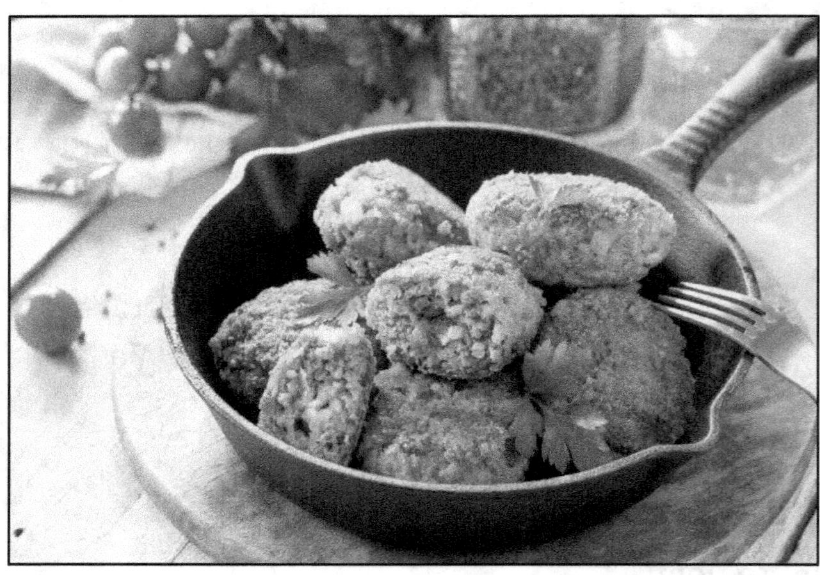

Preparazione:

- Versa in una pentola capiente circa 600 ml di acqua;

- Pulisci la cipolla e tagliala sottile, trita l'aglio e lava le lenticchie;

- Metti tutti gli ingredienti, comprese le spezie, nella pentola con l'acqua ed aggiungi anche il grano saraceno;

- Accendi il fuoco e fai cuocere finché non viene assorbita tutta l'acqua;

- In cottura, aggiungi il rametto di rosmarino (che toglierai alla fine);

- A cottura ultimata, versa il tutto in un contenitore abbastanza grande, completa unendo i semi di zucca tritati ed il lievito, mescola bene e lascia che si raffreddi il tutto;

- Con le mani un po' unte di olio, prendi una piccola quantità di composto e forma i burger. Passali nella farina gialla da polenta;

- Man mano che li prepari, posali su una placca da forno, sulla quale avrai appoggiato la carta da forno oleata, e inforna **a 180°**;

- A metà cottura, girali e lasciali cuocere ancora. La cottura dura più o meno venti minuti;

- In alternativa, i burger possono cuocere in padella con un filo di olio per quindici minuti;

- Servi i burger accompagnandoli con un po' di rucola.

Tortillas di zucchine

Ingredienti:

- Burro a tocchetti 20 gr, o in alternativa 2 cucchiai di olio di cocco;

- Due zucchine verdi;

- Quattro uova intere;

- Pepe e sale q.b.;

- Prezzemolo o erba cipollina.

Preparazione:

- Lava e taglia le zucchine a fette;

- In una pentola alta, fai sciogliere il burro o scalda l'olio. Quando è pronto, versaci dentro le zucchine appena tagliate e mescola bene finché non si ammorbidiscono;

- In una terrina rompi le quattro uova, sbattile aggiungendo sale, pepe, prezzemolo o erba cipollina. Versa il composto sulle zucchine e porta quasi a termine la cottura;

- Cuoci fino a quando le uova sono quasi cotte. Prima di finire la cottura metti la pentola in forno ed accendi il grill per tostare le tortillas;

- Prepara un'insalata verde in un piatto e posa su di essa le tortillas.

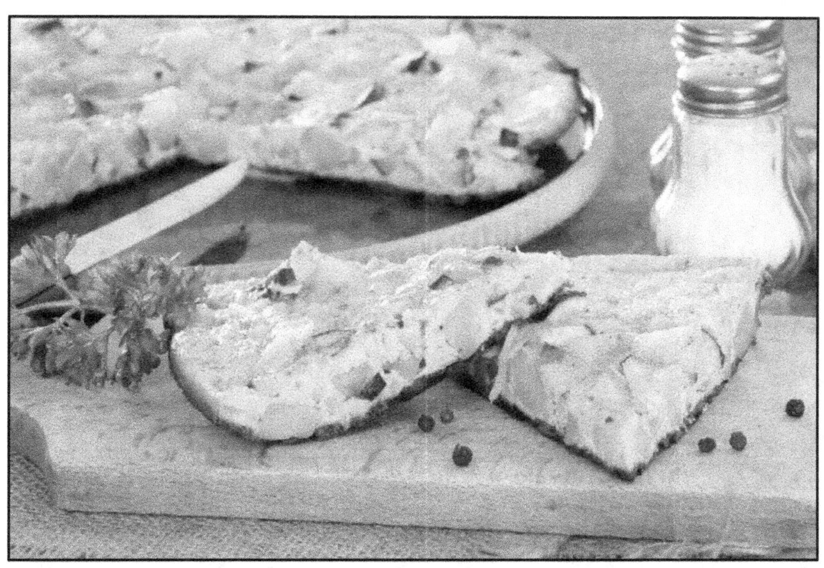

Orata con salsa di noci piccante
(per 4 persone ca.)

Ingredienti:

- Salsa di noci;

- 1,5 kg di Orata (va bene anche surgelata);

- Noci prive di guscio 300 gr;

- Prezzemolo 5/6 rami;

- Aglio 9 spicchi;

- Olio extravergine d'oliva 140 ml;

- Due peperoncini freschi;

- Due limoni;

- Sale q.b.

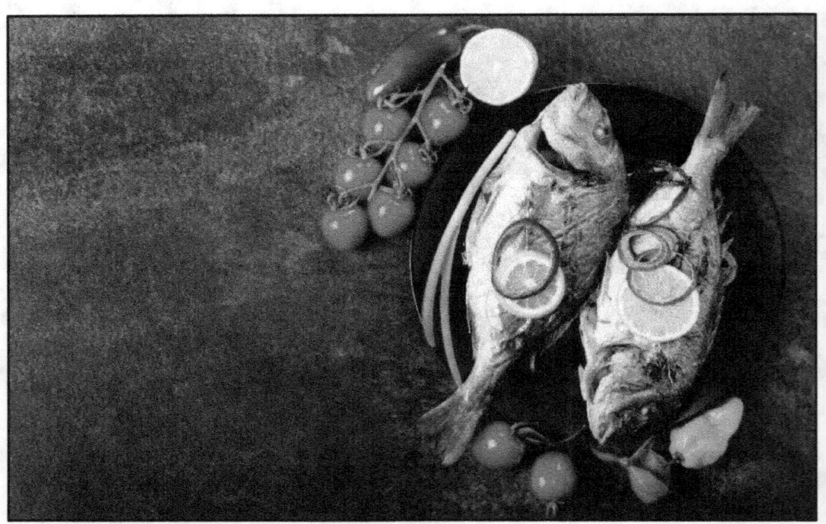

Preparazione:

- Pulisci e asciuga le orate, avendo cura di togliere la pelle e le lische, poi posa i filetti di orata su una placca con carta da forno;

- Trita insieme e metti in una ciotola il prezzemolo, i peperoncini e le noci, schiaccia gli spicchi di aglio. Aggiungi l'olio, il succo di limone ed un pizzico di sale;

- Con l'emulsione ottenuta farcisci le orate. Se ne avanza, versala anche sopra;

- Inforna a 180° per 30/40 minuti;

- Le orate piccanti possono essere mangiate a piacimento sia calde che fredde;

- Idea in più: nella stagione dei melograni, spremi il succo di metà melagrana ed aggiungilo all'emulsione.

Asparagi al forno con vinaigrette cremosa di mandorle

Ingredienti:

- 1 kg di asparagi grossi;

- Olio extravergine di oliva 20 ml;

- Pepe nero e sale fino;

- Mandorle circa 300 gr (sei cucchiai);

- Limone (solo il succo) 30 ml;

- 5 gr di zucchero;

- Scorza di limone bio 30 gr;

Preparazione:

- Accendi il forno a 220° e lascia che riscaldi;

- Priva gli asparagi delle punte, disponili su una teglia con della carta da forno e cospargili di olio, sale e pepe. Metti in forno e lascia cuocere per circa una quindicina di minuti;

- In un frullatore metti 120 ml di acqua, cinque cucchiai di mandorle pelate e tritate, lo zucchero e il succo di limone, e frulla il tutto fino ad ottenere una sorta di cremina. Assaggia e regola di sale il composto appena ottenuto;

- Disponi la cremina in un piatto ed adagiaci sopra gli asparagi, decora a piacere con le mandorle rimaste e la scorza di limone;

- In alternativa, puoi decorare il piatto con foglie di basilico o prezzemolo o menta, gli alimenti verdi sono sempre ottime scelte nella Dieta Sirt.

10 RICETTE DI DESSERT PER LA DIETA SIRT

Nelle pagine seguenti, ti spiegherò come realizzare:

- Brownies Light all'orzo, cioccolato e caffè;

- Torta di mirtilli o frutti rossi;

- Coppette al cioccolato e lamponi;

- Biscotti integrali avena e crusca;

- Torta al grano saraceno e pere Abate;

- Torta al cioccolato fondente, datteri e noci;

- Biscotti vegan Green Tea;

- Muffin ai datteri;

- Budino cocco e tapioca;

- Coppette golose.

Brownies Light all'orzo, cioccolato e caffè

Ingredienti:

- 1 pera varietà Conference;

- 140 gr di farina di riso;

- Una tazzina di caffè;

- 50 gr di zucchero muscovado;

- 20 gr di Orzoro e 20 gr di cacao amaro;

- 1 bustina di lievito per dolci;

- Latte (quello che preferisci) q.b.;

- 1 pizzico di sale.

Per accompagnare:

- Dolceneve panna per dolci pronta;

- Amaretto;

- Latte (quello che preferisci).

Per la decorazione:

- Cioccolato fondente fuso.

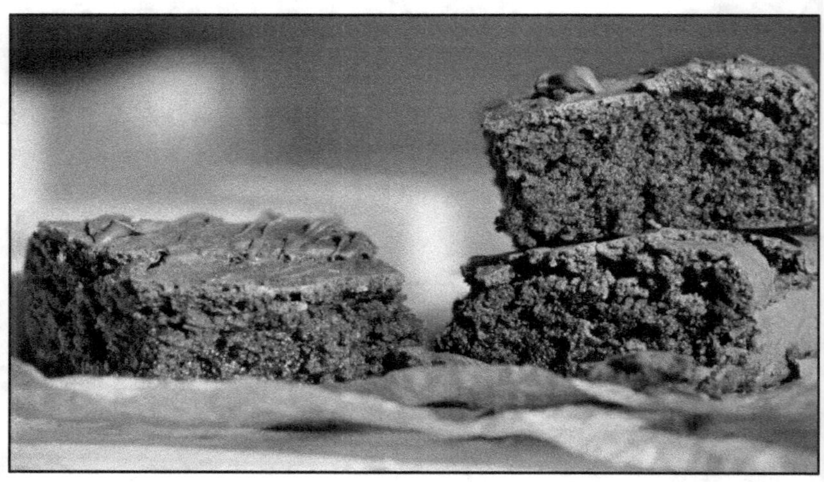

Preparazione dei brownies:

- Accendi il forno a 180°;

- Frulla la pera privata della buccia e con un goccio di latte;

- In una ciotola, versa la farina e lo zucchero;

- Aggiungi la purea di pera, la tazzina di caffè, un pizzico di sale, l'Orzoro e il cacao amaro;

- Lavora bene, aggiungi il lievito ed eventualmente un po' di latte per regolare la consistenza;

- Imburra una teglia da forno e spolverala con Orzoro e cacao, versaci il composto di pera e cacao, livellandolo. Inforna per 25-30 minuti.

Preparazione della salsa d'accompagnamento:

- Versa in una ciotola la dolceneve o qualsiasi altro tipo di panna liquida per dolci, regolandoti con la quantità man mano che monti, alternando la parte liquida di amaretto e latte con quella della panna;

- Quando i brownies sono sfornati e freddi, spalma la salsa con una spatola e metti in frigo per 15 minuti;

- Fai fondere il cioccolato fondente e con un cucchiaino fai dei disegni sulla superfice dei brownies;

- Lascia raffreddare e metti in frigo altri 10 minuti, dopodiché taglia a quadretti.

Torta di mirtilli o frutti rossi

Ingredienti:

- 315 gr di farina;

- 3 cucchiaini di lievito in polvere;

- 90 gr di zucchero;

- Noce moscata grattata al momento;

- 2 uova intere;

- 250 ml di latte;

- 60 g di burro fuso;

- 1 cucchiaino di scorza di limone grattugiato;

- 150 g di mirtilli freschi o frutti di bosco;

- 2 cucchiai di zucchero di canna.

Preparazione della Torta di mirtilli:

- Scalda il forno a 200°;

- Imburra ed infarina una tortiera di 20x30;

- In una ciotola, setaccia bene la farina con il lievito e aggiungi lo zucchero e la noce moscata;

- A parte, lavora le uova fino a renderle spumose e montate. Aggiungi il latte, il burro fuso e la scorza di limone, continua aggiungendo la farina poco alla volta e amalgama con una spatola;

- Stendi il composto nella tortiera infarinata, spalmando bene in modo che copra tutto il fondo;

- Versa sopra i mirtilli o i frutti rossi e spolvera con lo zucchero che preferisci;

- Inforna la torta per 25/30 minuti;

- Sforna la torta, lascia raffreddare e taglia in quadretti prima di servire.

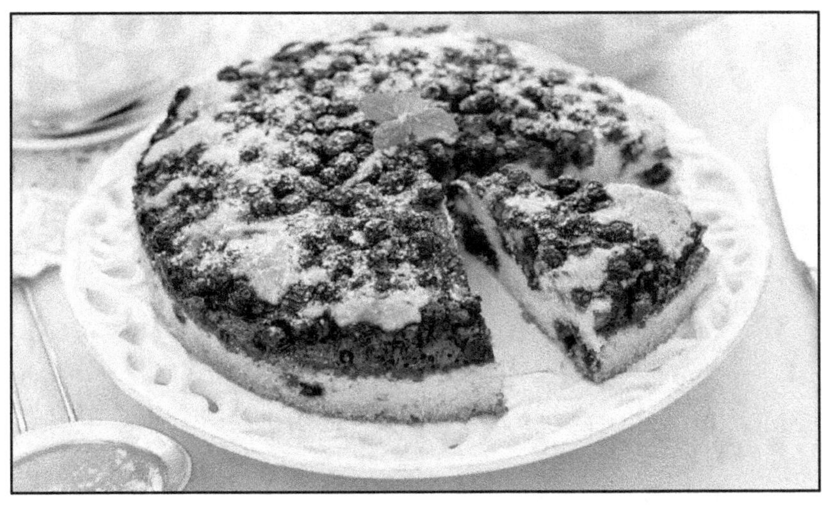

Coppette al cioccolato e lamponi

Ingredienti per 4 coppette:

- Cioccolato fondente nero 200 gr;

- Cioccolato fondente extra 150 gr;

- Formaggio spalmabile (tipo Philadelphia) 100 gr;

- Latte intero 80 ml;

- 20 gr zucchero a velo;

- Menta fresca.

Preparazione:

- Spezzetta il cioccolato in un tegamino e ponilo sul fuoco, inserendolo in un tegame più grande pieno di acqua per scioglierlo a bagnomaria;

- Mescola finché non è quasi tutto sciolto, poi toglilo dal fuoco e aggiungi la parte restante, continuando a mescolare;

- Prendi degli stampini per dolci (vanno bene anche quelli di carta), versaci in ognuno due cucchiai di cioccolato fondente appena sciolto, e adagia su di esso un altro stampino, facendo una leggera pressione, in modo che il cioccolato si attacchi ai bordi. Continua finché non finisci il cioccolato. Lascia raffreddare e poni gli stampini nel congelatore per almeno una ventina di minuti;

- Prepara il ripieno delle coppette: trita il cioccolato fondente rimasto e scioglilo a bagnomaria, poi versalo in una terrina e mischialo con il formaggio spalmabile, lo zucchero al velo e il latte, aiutandoti con un cucchiaio o una frusta;

- Riprendi le coppette dal congelatore, togli gli stampini in eccesso e riempi le coppette con la crema di formaggio;

- Decora a piacimento con i lamponi e le foglie di menta.

Biscotti integrali avena e crusca

Ingredienti:

- Un etto di farina tipo integrale;

- Farina tipo 00 30 gr;

- Avena in fiocchi tra i 70 e gli 80 gr;

- Crusca di grano tenero 10 gr;

- Zucchero grezzo 50 gr;

- 120 ml di olio extravergine d'oliva;

- Un uovo intero;

- Lievito vanigliato 16 gr;

- Una punta di cucchiaio di bicarbonato;

- Sale q.b.;

- Cannella o noce moscata per guarnire.

Preparazione:

- In una ciotola, aggiungi gli ingredienti solidi: i fiocchi d'avena, le due farine, la crusca, il bicarbonato e la noce moscata, e mischia il tutto;

- Rompi l'uovo in una terrina e lavoralo con l'olio e lo zucchero. Appena inizia a vedere una schiumetta, comincia ad unirlo agli altri ingredienti mescolando continuamente;

- Man mano che il composto si addensa lavoralo con le mani, e se dovesse servire aggiungi altro olio;

- Una volta ottenuto un impasto consistente, avvolgilo in una pellicola e ponilo in frigo per poco meno di mezz'ora;

- Prepara una tavola da lavoro e preriscalda il forno a 180°;

- Dividi l'impasto in palline e stendile con un mattarello avendo cura di non farle troppo sottili. Man mano che formi i biscotti adagiali su una teglia con carta da forno, poi inforna e fai cuocere per venti minuti;

- Sforna e decora i biscotti con la cannella.

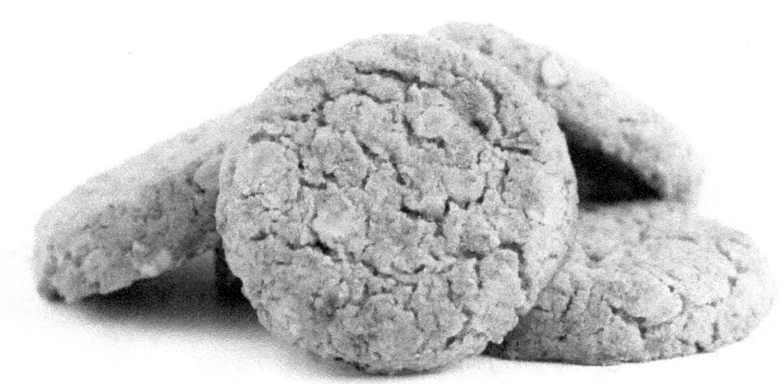

Torta al grano saraceno e pere Abate

Ingredienti:

- Farina tipo 00 150 gr;

- Macina di grano saraceno 100 gr;

- Marmellata ai mirtilli senza zucchero 200 gr;

- Frutta secca mista tritata (noci, noccioli, pinoli) 150 gr;

- Sei uova;

- Zucchero bianco 300 gr;

- Burro 100 gr;

- Lievito per dolci 16 gr;

- Due pere Abate.

Preparazione:

- Rompi le uova intere in una contenitore dai bordi alti, aggiungi lo zucchero e monta il tutto fino ad ottenere una crema aumentata di volume;

- Aggiungi alle uova la farina e la macina, facendole cadere a pioggia, insieme al mix di frutta secca tritata, e continua a mescolare con l'aiuto di una frusta;

- Unisci all'impasto il burro sciolto a temperatura ambiente e la polvere lievitante. Mescola fino a non avere più grumi e lascialo riposare qualche minuto;

- Accendi il forno e prepara una tortiera apribile, foderandola di burro e farina;

- Taglia le pere a cubetti e aggiungile all'impasto, mescola bene. Versa il composto nella tortiera, metti in forno a 170° e lascia cuocere per un'ora;

- Sforna e trasferisci la torta in un piatto, lascia che si raffreddi completamente, taglia le porzioni e servi la torta con un cucchiaio di marmellata di mirtilli.

Torta cioccolato fondente, datteri e noci

Ingredienti:

- Datteri secchi 300 gr;

- Farina tipo 00 180 gr;

- Zucchero grezzo 150 gr;

- Noci pulite 100 gr;

- Cioccolato fondente 100 gr;

- Un bicchiere di latte;

- 16 gr di polvere lievitante per dolci;

- Tre uova;

- Un pizzico di sale fino.

Preparazione:

- Prendi uno stampo quadrato, mettici la carta da forno e preriscalda il forno;

- In una terrina metti i datteri denocciolati e tagliati, le noci, il cioccolato tritato e un po' di farina, mischia il tutto e mettilo da parte;

- In un altro contenitore, mischia il lievito e la farina restante, rompi le uova ed aggiungi lo zucchero rimasto, versaci il latte e mescola con una frusta;

- Unisci i due composti, amalgama bene e lascia riposare un paio di minuti;

- Sistema l'impasto nella tortiera preparata, avendo cura di pareggiare i bordi;

- Cuoci la torta in forno per 40 minuti. A fine cottura lascia che la torta si raffreddi e prima di servire decora con i datteri rotolati nello zucchero di canna.

Biscotti vegan Green Tea

Ingredienti:

- Farina tipo integrale 250 gr;

- Olio di girasole 80 ml;

- Zucchero grezzo 100 gr;

- Un bicchiere di bevanda vegetale a base di soia;

- Polvere lievitante per dolci 10 gr;

- Tè verde in polvere 2 cucchiai;

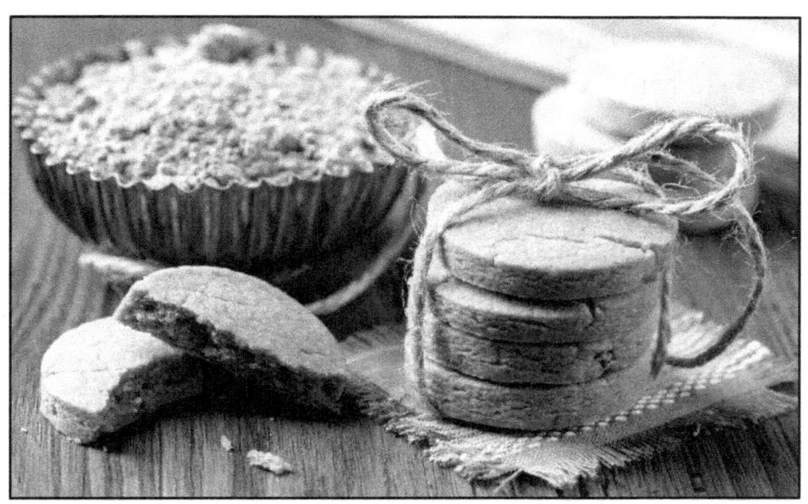

Preparazione:

- Prendi una terrina e versaci la farina, l'olio di semi, lo zucchero grezzo ed inizia a mescolare. Quando il composto inizia a rapprendersi, aggiungi il tè verde e riprendi a mescolare;

- Poco alla volta versa la bevanda di soia e continua ad impastare finché ottieni un impasto abbastanza rappreso;

- Stendi l'impasto su una spianatoia aiutandoti con un mattarello. Devi ottenere una sfoglia non troppo sottile;

- Ricava dalla sfoglia dei rettangoli e decora a piacimento;

- Accendi il forno e rivesti una teglia con la carta da forno. Posa delicatamente i biscotti nella teglia ed inforna a una temperatura di 180°, lasciando cuocere per un quarto d'ora;

- Quando saranno pronti, lasciali raffreddare completamente e spolverali con zucchero al velo.

Muffin ai datteri

Ingredienti per 12 Muffin:

- 250 gr di yogurt naturale;

- 200 gr di farina;

- 150 gr di datteri;

- 150 gr di nocciole sgusciate;

- 150 gr di cioccolato fondente;

- 110 gr di zucchero;

- 80 gr di olio d'oliva extravergine;

- 2 uova;

- Mezza bustina di lievito;

- Mezzo bicchierino di rum;

- Burro q.b.

Preparazione:

- Preriscalda il forno a 180°;

- Denocciola e trita grossolanamente i datteri;

- In un pentolino lascia sciogliere il cioccolato a bagnomaria;

- Trita le nocciole;

- In una ciotola versa la farina setacciata insieme al lievito, lo yogurt, metà nocciole, le uova, 100 grammi di zucchero, il cioccolato e l'olio;

- Mescola, aggiungi i datteri e il rum, amalgama bene il tutto;

- Cospargi di burro e farina dodici stampini monoporzione, distribuisci il composto e cospargi i Muffin con le rimanenti nocciole tritate e lo zucchero avanzato;

- Metti a cuocere in forno per 20-25 minuti. Lascia intiepidire i Muffin prima di servire.

Budino cocco e tapioca

Ingredienti:

- 120 gr di tapioca;

- Mezzo litro di acqua;

- ¼ di latte di cocco;

- Sale fino un pizzico;

- Zucchero grezzo 80/100 gr;

- Cocco grattugiato;

- Rum o liquore a scelta 20 ml.

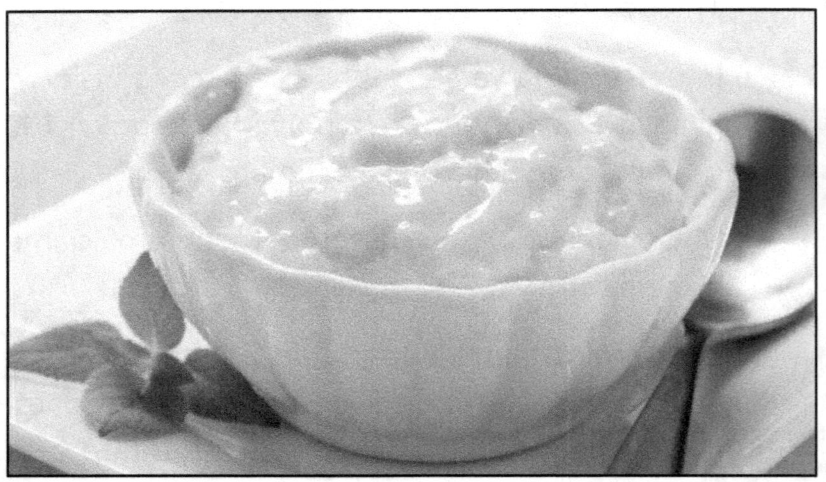

Preparazione:

- Metti in acqua la tapioca per quasi un'ora;

- In un pentolino, porta ad ebollizione l'acqua e versaci la tapioca. Aggiungi lo zucchero, il sale ed il latte;

- Gira il composto frequentemente ed unisci il cocco ed il bicchierino di rum verso metà cottura, che sarà terminata quando la tapioca diventerà trasparente;

- Togli dal fuoco, lascia intiepidire e con un mestolo suddividi il composto nelle ciotole per il budino, o in uno stampo grande;

- Appena il budino diventa freddo, ponilo in frigo per un'altra ora;

- Decora il budino con il cocco grattugiato.

Coppette golose

Ingredienti per la base:

- Una banana;

- Fragole fresche e lamponi 125 gr;

- Yogurt alla greca 170 gr;

- Miele 10 gr.

Ingredienti per la copertura:

- Cioccolato in gocce;

- Nocciole in granella;

- Cocco in polvere;

- Semi di Chia;

- Fiocchi riso integrali.

Preparazione:

- Prepara il frullatore, lava e taglia la frutta. Sarebbe opportuno acquistare la frutta il giorno primo ed usarla fresca, in alternativa tieni pronti dei cubetti di ghiaccio;

- Inserisci la frutta (e in caso il ghiaccio) nel bicchiere del frullatore, aggiungi il miele e lo yogurt e frulla il tutto fino ad ottenere una crema;

- Versa la crema nelle coppette (vanno bene anche quelle da gelato), in ogni coppetta versa sul composto le gocce di cioccolato, i semi di chia, il cocco e, volendo, i fiocchi di riso;

- Disponile affiancate in maniera ordinata, oppure a tuo piacimento. Servi subito appena pronte.

MANTENERE I RISULTATI

Il primo consiglio è senza dubbio quello di continuare ad assumere i cibi Sirt anche dopo che sarà conclusa la fase due.

Durante i 14 giorni della fase 2 di mantenimento non devi conteggiare per forza le calorie, ma premurati di inserire ogni giorno i cibi Sirt sotto forma di succhi verdi o spuntini. Continua poi a praticare attività fisica regolarmente.

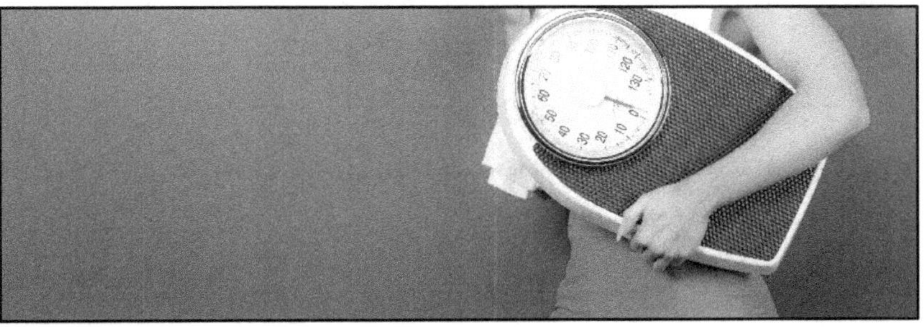

Ricorda: meglio assumere il succo verde a colazione o prima di cena, e possibilmente cercare di cenare intorno alle 19:00.

Durante il mantenimento cerca di:

- Fare 3 pasti solidi con cibi Sirt;

- Bere almeno un succo verde Sirt;

- Fare almeno 1-2 spuntini Sirt al giorno.

CONCLUSIONI

Provare la Dieta Sirt deve essere solo una tua decisione: per ottenere il massimo profitto da una dieta bisogna essere convinti e dedicati. Nel caso della Dieta Sirt dovrai rinunciare a qualche cena fuori, se non puoi mangiare un superfood, ma in compenso ti sentirai e vedrai molto meglio. Miglioreranno il tuo umore, il ritmo del sonno, la circolazione sanguigna.

Prima di cominciare la dieta proposta in questo manuale, o qualsiasi altra dieta, è opportuno fare un check up completo del proprio stato di salute per escludere la presenza di eventuali patologie, e verificare la presenza di eventuali allergie o intolleranze.

Questo manuale ha lo scopo di fornire delle indicazioni, basate su fonti attendibili e verificate da studi scientifici, ma assicurati che la Dieta Sirt sia compatibile con te prima di cominciarla.

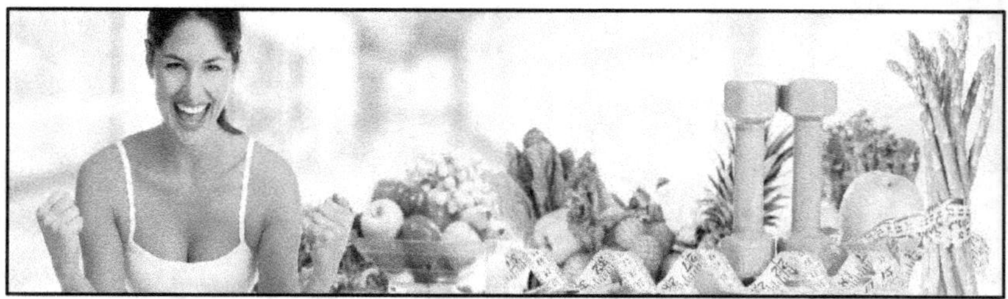

NOTE

www.ingramcontent.com/pod-product-compliance
Lightning Source LLC
Chambersburg PA
CBHW070716250726
48662CB00001B/442